望京醫鏡

温建民

踇外翻及筋骨病症临证精要

蒋科卫 程桯 / 主编

温建民 / 主审

北京科学技术出版社

图书在版编目（CIP）数据

踇外翻及筋骨病症临证精要／蒋科卫，程桯主编.

北京：北京科学技术出版社，2025. -- ISBN 978-7

-5714-4285-9

Ⅰ. R249.7

中国国家版本馆 CIP 数据核字第 202407HC27 号

策划编辑：张　田
责任编辑：安致君
封面设计：米　乐
版式设计：美宸佳印
责任印制：李　茗
出 版 人：曾庆宇
出版发行：北京科学技术出版社
社　　址：北京西直门南大街 16 号
邮政编码：100035
电　　话：0086 - 10 - 66135495（总编室）　0086 - 10 - 66113227（发行部）
网　　址：www. bkydw. cn
印　　刷：北京中科印刷有限公司
开　　本：850 mm × 1168 mm　　1/32
字　　数：112 千字
印　　张：5. 875
版　　次：2025 年 3 月第 1 版
印　　次：2025 年 3 月第 1 次印刷
ISBN 978-7-5714-4285-9

定　　价：69. 00 元

望京醫鏡

编写委员会

顾 问

黄璐琦　朱立国　孙树椿

主 任

李　浩　高景华

副主任（按姓氏笔画排序）

全洪松　杨克新　张　清　赵　勇　俞东青　曹　炜
谢　琪　薛侗枚

指导委员会 （按姓氏笔画排序）

朱云龙　刘祖发　安阿玥　杨国华　肖和印　吴林生
邱模炎　张　宁　张世民　张兴平　陈　枫　周　卫
胡荫奇　夏玉清　徐凌云　高　峰　程　玲　温建民
魏　玮

组织委员会 （按姓氏笔画排序）

丁品胜　于　杰　于忱忱　王　敏　王朝鲁　叶琰龙
朱雨萌　朱钟锐　刘光宇　刘劲松　刘桐辉　孙　婧
张　茗　张兆杰　金秀均　郎森艳　徐一鸣　焦　强
魏　戍

工作委员会 （按姓氏笔画排序）

王　浩　王宏莉　王尚全　王春晖　王德龙　冯敏山
朱光宇　刘　涛　刘世巍　刘惠梅　刘燊仡　张　平
张　然　张　磊　范　肃　秦伟凯　栾　洁　高　坤
郭　凯　梁春玲　蒋科卫　谭展飞　潘珺俊

《踇外翻及筋骨病症临证精要》
编 者 名 单

主 审
温建民

主 编
蒋科卫　程　桯

副主编
豆以彪

编　者（按姓氏笔画排序）

吕　达　许东升　孙永生　孙慕正　奚向宇　桑志成

程昱博　温冠楠

黄　序

　　中医药学包含着中华民族几千年的健康养生理念及其实践经验，是中华文明的瑰宝，凝聚着中国人民和中华民族的博大智慧，是中华民族的伟大创造。作为世界传统医药的杰出代表和重要组成部分，自古以来，中医药以其在疾病预防、治疗、康复等方面的独特优势，始终向世界传递着中华民族的生命智慧和哲学思想，为推动人类医药卫生文明作出了巨大贡献。党中央、国务院历来高度重视中医药工作，党的十八大以来，中医药传承发展进入新时代，中医药高质量发展跑出"加速度"。每一个中医药发展的高峰，都是各时期中医药人才在传承创新中铸就的，历代名医大家的学术经验是中医药学留给我们的宝贵财富，应当"继承好、发展好、利用好"。

　　中国中医科学院望京医院（简称"望京医院"）历经四十余年的传承发展和文化积淀，学术繁荣、名医荟萃，尤其是以尚天裕、孟和为代表的中医骨伤名家曾汇聚于此，留下了许多宝贵的临证经验、学术思想、特色疗法。为贯彻落实党中央、国务院有关中医药传承创新发展的战略部署，望京医院以"高水平中医医院建设项目"为契机，设立"名老医药专家学术经验传承"专项，成立丛书编写委员会，编撰"望京医镜"系列丛书。本套丛书旨在追本溯源、立根铸魂，挖掘整理名医名家经验，探寻中医名家传承谱系及其学术发展脉络，促进传承经验的多途径转化。丛书记录了诸多鲜活的医论、医案、医方，是望京医院中医名家毕生心血经验之凝结，且对中医药在现代医学体系中的价值进行了深入探讨和崭新诠释，推动了中医理论发展，是兼具传承性、创新性、实用性和系统性的守正创新之作，可以惠及后辈、启迪后学。

医镜者，"晓然于辨证用药，真昭彻如镜"，希望"望京医镜"丛书能让广大中医药工作者读后有"昭彻如镜"之感。相信本套丛书的出版能使诸多中医名家的经验成果、思想精髓释放出穿透岁月、历久弥新的光彩，为促进中医药学术思想和临床经验的传承，加快推动中医药事业传承创新发展、共筑健康中国贡献智慧和力量。

中国工程院院士
中国中医科学院院长

2024 年 10 月

中医药学是中华文化智慧的结晶，在几千年与疾病的斗争中不断发展壮大，成为维护人类健康的重要力量。中医药的整体观念与辨证施治的思维模式具有丰厚的中国文化底蕴，体现了自然科学与社会科学、人文科学的高度融合和统一，这正是中医药顽强生命力之所在，也是中医药发挥神奇功效的关键。其实践历经数千年而不衰，并能世代传承不断发展，与经得起检验的良好临床疗效密不可分。

《"健康中国2030"规划纲要》明确提出要"充分发挥中医药独特优势"，弘扬当代名老中医药专家的学术思想和临床诊疗经验，推进中医药文化传承与发展。"望京医镜"系列丛书的编写正是我院推进中医药传承与创新的一项重要举措。

本套丛书的编写得到了中国中医科学院及望京医院各级领导的大力支持，涵盖骨与关节退行性疾病、风湿病、老年病、心血管病、肾病等专科专病，将我院全国名老中医、首都名中医等专家的临证经验、学术思想、用药经验、特色疗法等进行了挖掘与整理，旨在"守正创新、传承精华"，拓展中高级中医药专业技术人员的专业知识和技能，提升专业水平能力，更好地满足中医药事业传承发展需求和人民健康需要。

本套丛书不仅是对临床经验的系统梳理与总结，更是对中医药在现代医学体系中的价值进行的深入诠释与再认识。这些积累与研究，旨在推动中医药在专科专病方面取得更大的进展，并为现代医学提供更加广泛和深刻的补充与支持。

希望本套丛书能为中医药学术界提供启发，成为从事科学研究和临床工作的中医专业人员的有益参考，同时为患者带来更加有效的治疗方案，贡献中医药的智慧与力量。

中国工程院院士

2024 年 9 月

孙 序

中医药学是中国古代科学的瑰宝，也是打开中华文明宝库的钥匙。习近平总书记号召我们中医药工作者要"把中医药这一祖先留给我们的宝贵财富继承好、发展好、利用好，在建设健康中国、实现中国梦的伟大征程中谱写新的篇章"。

中国中医科学院望京医院成立于1997年，秉承"博爱、敬业、继承、创新"的院训精神，不断发展，目前已经成为一所以中医骨伤科为重点，中医药特色与优势显著，传统与现代诊疗技术相结合的三级甲等中医医院。历任领导非常重视对名医学术思想的挖掘与传承工作。本次由望京医院组织编写的"望京医镜"系列丛书，就是对建院以来诸多名医名师临证经验和典型医案的全面总结。

本套丛书覆盖了中医临床多个学科，从临床案例到理论创新，都作了较为详尽的论述，图文并茂，内容丰富，在注重理论阐述的同时，也强调了临床实践的重要性；同时深入剖析了名医们的医术精髓，揭示其背后的科学原理与人文关怀。本套丛书汇聚了众多中医领域的权威专家学者参与编写，他们不仅学术造诣深厚，更在临床实践中积累了丰富的经验。正是由于这些专家的鼎力支持，本套丛书才既具有学术权威性，又贴近临床实际，具有很高的实用价值。

　　相信本套丛书的出版与发行必将对中医学科的传承发展大有裨益，愿为之序。

全国名中医
中国中医科学院首席研究员

2024 年 10 月

　　20 世纪 70 年代末，百废待兴、百业待举，为推广中西医结合治疗骨伤科疾病的临床经验，在周恩来总理、李先念副总理等老一辈党和国家领导人的关怀下，成立了中西医结合治疗骨关节损伤学习班，集结了冯天有、尚天裕等一批杰出的医学大家，随后成立了中国中医研究院骨伤科研究所（简称"骨研所"），全国中西医骨伤名家齐聚，开辟了以爱兴院、泽被苍生、薪火相传的新篇章。凡此种种，都发生在北京东直门海运仓的一座小楼内；但与这座小楼相距不过十余里的一片村落与田地中，有一所中医院校与一所附属医院也在冒芽待生。

　　当时，"望京"还是一片村落，并不是远近闻名的"北京发展最快区域""首都第二 CBD"，其中最核心的区域"花家地"还是一片农田，其命名来源是"花椒地"还是"苇家地"都已难以考证；但无论是"花家地"还是"花椒地"，地上种的究竟是不是花椒已不重要，人们对于这片土地的热爱与依赖，成为了这片土地能够留下名字的重要原因。20 世纪 80 年代后期，花家地的"身份"迎来了 360 度转变，并在 20 世纪 90 年代一跃成为当时北京人口最密集、规模最大的居民区，唯一的现代化社区，曾被冠名为"亚洲最大的住宅社区"。其飞速发展和惊人变化，用"日新月异"来形容都略显寡淡。那田地中的院校，也从北京针灸学院更名为了北京针灸骨伤学院，成为了面向国内外培养中医针灸和骨伤科高级人才的基地；那田地中的医院，也建起了宏伟的大楼，满足着望京众多百姓的就医需求。1997 年，中国中医研究院骨伤科研究所、北京针灸骨伤学院骨伤系、北京针灸骨伤学院附属医院合并，正式成立中国中医研究院望京医院，后更名为中国中医科学院望京医院。

时至今日，骨研所、骨伤系、附属医院的脉络赓续相传，凝聚成望京医院发展壮大的精神血脉，凝聚在"博爱、敬业、继承、创新"的院训精神中，更希望可以凝聚在一套可以流传多年、受益后人的文字之中，所以我们组织全院之力编纂了这套丛书，希望可以凝练出众多前辈的学术思想、医德仁术，为后生所用、造福患者。这套丛书汇集了尚天裕、孟和、蒋位庄、朱云龙、孙树椿等老一辈名医的经验，收录了朱立国、刘祖发、安阿玥、李浩、杨国华、肖和印、吴林生、邱模炎、张宁、陈枫、周卫、赵勇、胡荫奇、夏玉清、徐凌云、高峰、曹炜、程玲、温建民、魏玮等中生代名医的经验。丛书名为

"望京医镜"，医镜者，医者之镜也。我们希望通过著书立说，立旗设镜，映照出名老医药专家的专长疗法、学术思想、人生体悟，启示后人，留下时代画卷中望京医院传承脉络浓墨重彩的一笔，成为医学新生代可学可照之明镜，将"继承好、发展好、利用好"中医药传承创新落到实处。

丛书编写委员会

2024 年 10 月

在中医学的发展长河中，每一位医学家都是智慧的传承者，以精湛的医术和不懈的探索，为人类健康事业指引着前行的方向。温建民教授，曾任第十一、十二届全国政协委员，是当今一位在中医骨伤科领域熠熠生辉的医学巨匠。他对医学真理不懈追求，致力于传承与发扬中医学术精神。

温建民教授在长期的临床工作中以中医为本，中西医并重，并在临床和科研、教学工作中逐渐形成了自己的学术思想，其学术特色概括为：天地人和，中西融通；脏腑辨证，气血为要；术药并施，筋骨调衡。

本书是对温建民教授多年临床经验和学术思想的全面总结。其中，踇外翻的治疗不仅是温建民教授医疗实践的重点，更是其学术探索的突破口。踇外翻是一种常见的足部疾病，其治疗方式的创新对于提高患者生活质量具有重大意义。温建民教授创立的微创技术与手法结合治疗踇外翻及相关畸形的中西医结合新方法被誉为"温氏疗法"，不仅在国内处于领先地位，更在国际上获得了广泛认可。这一疗法以其式简便、创伤小、恢复快等优点，已在全国范围内得到推广，治愈患者无数，充分展现了温建民教授深厚的医学功底和创新精神。

温建民教授的学术思想和临床经验还涵盖了多种骨伤科疾病的治疗。如在膝骨关节炎的治疗中，温建民教授创新性地提出了膝骨关节炎的"绿色套餐疗法"，涵盖中药、针灸、手法等疗法，以及关节镜、膝关节置换手术，并结合现代化的检测指标和疗效评定标准，确立了规范化的操作流程。在颈肩腰腿痛的治疗中，温建民教授深入研究并运用了传统中医的推拿手法，这些手法经过时间的检验，有确切的临床疗效。同时，温建民教授也认识到现代医学技术在某些情况下的必要性，特别是在使用外固定架治疗骨折，通过手术方法治疗腰椎间盘突出症等领域均有建树。通过结合传统与现代的方法，温建民教授为患者提供了更为全面和个性化的治疗方案，不仅增强了治疗效果，也为中医骨伤科的现代化发展提供了新的思路和实践案例。

温建民教授的学术生涯，是对中医骨伤科疾病的深入研究和不懈探索的历程。他不仅在临床实践中取得了卓越成就，更在学术研究上做出了突出贡献。他主持完成了国家及省部级课题 23 项，荣获国家及省部级科学技术奖 10 多项，培养硕士研究生 29 名、博士研究生 15 名、传承博士后 3 名。他发表了 90

多篇核心期刊论文，撰写了 13 部专业著作。温建民教授的学术成果丰硕，为中医药事业的发展做出了较大的贡献。作为两届全国政协委员，温建民教授撰写了很多有关中医药事业改革的优秀提案。

本书旨在传承和弘扬中医骨伤科的学术精神，将温建民教授宝贵的医疗经验和学术思想系统地呈现给世人。我们相信，通过本书的学习和实践，更多的医学工作者将能够继承和发扬温建民教授的学术思想和临床经验，为促进中医药事业的发展和人类健康事业的进步做出新的更大的贡献。

本书的出版，是对温建民教授多年医疗实践和学术研究的致敬，也是对后来者的启迪。本书不仅记录了一位医学家的成长轨迹，更展示了中医骨伤科领域的丰富内涵和广阔前景。让我们一同走进温建民教授的医学世界，感受中医学的博大精深，在为人类健康事业贡献力量的道路上不断前行。

编　者

2024 年 5 月

目　录

第一章　医家小传

一、成才之路

1957 年 3 月，温建民在广东汕头出生。刚出生没几年，我国就进入了 20 世纪 60 年代的"三年困难时期"。温建民从小学到高中的教育过程几乎贯穿了整个"文化大革命"时期，其间的学业都是断断续续的。但他没有荒废学业，而是抓紧有限的时间学习，丰富自己的知识储备，为以后的发展打下了坚实的基础。

1974 年，温建民高中毕业，在基层勤恳踏实地工作一年后，担任起一个街道厂的厂长，但因自己从小喜欢医学，所以便利用工作之余虚心向街道卫生院的医生学习一些基础医学知识，从此便萌发了以后要从事"有一技之长，又能解除老百姓痛苦"的工作的想法。1978 年国家恢复高考制度，温建民顺利地考入了广州中医学院（现为"广州中医药大学"），如愿成为我国具有特殊历史意义的"78 级"大学生。在大学期间，他一头扎入知识的海洋中，博览群书，同时也不忘锻炼身体，为今后的工作打下了坚实的理论和身体基础。

1983 年大学毕业，温建民以优异的成绩被分配到了北京，进入中国中医研究院骨伤科研究所工作。他在填报科室志愿时，毫不犹豫地填报了骨科专业。之所以如此坚定地选择骨科专业，是因为在 1982 年，当时还是学生的温建民参与了广州白云机场空难事故的救治工作，在那期间，他协助老师手法复位了一个患者的桡骨远端骨折，此经历给年轻的温建民留下了深刻的印象，使他对骨科产生了浓厚的兴趣。

当时的骨伤科研究所集结了一批中医界国宝级的人物：尚天裕、陈宝兴、孟和、蒋位庄、朱云龙等，几乎囊括了骨科各个领域的杰出专家。"我实在很有幸，能与如此多的大师们在一起。"这是温建民发自肺腑的感慨，同时他也沉浸在能被大师耳提面命的幸福里。

身为科班出身的中医大夫，温建民也格外用心于西医的技术，他喜欢从差异中比较，从分歧中思考，于是他在国内求索中医 7 年之后又为自己争取到出国进修的机会。

机会总是留给有准备的人。1989 年，温建民到澳大利亚悉尼医院矫形外科进修之前，已具备足够的外语能力。整整三年时间，他选修了脊柱和关节专业，学习的内容包括之后国内陆续引进的腰椎椎弓根钉内固定技术、人工关节置换技术等，都是非常先进的技术。同时，他还在澳大利亚悉尼中医学院当讲师，主讲中医骨伤科学、针灸学、温病学等课程。其间他编译了世界第一部英文版的《温病学》，于 2000 年在美国由 Paradigm 出版公司出版，并面向 120 多个国家和地区发行，为中医药在世界的传播做出了贡献。

1993 年 1 月，温建民响应国家的号召，学成回国。在总结国内外治疗跚外翻经验的基础上，结合正骨手法、小夹板纸压垫原理，创立微创技术与手法结合（中西医结合微创技术）治疗跚外翻及相关畸形的中西医结合新方法，处于国内领先、国际先进水平。该方法的特点是术式简便、创伤小、不做内固定、患者矫形满意、疼痛轻、并发症少，能使畸形不复发，患者术后生活可自理、恢复快。这种新的疗法带来了显著的社会效益和经济效益。2002 年，温建民获得了国家科学技术进步奖二等奖，同年，还获得由科技部推荐参加在德国的国际奖项"新思维、新发明、新技术"国际博览会金奖。

当然，温建民获得的奖项远不止于此。他在 1998 年获广东省中医药科技进步奖二等奖，1999 年获国家中医药科技进步奖三等奖，2001 年获北京市科学技术进步奖二等奖，2005 年获中国中医科学院科技进步奖二等奖等。众多奖项之外，温建民的理论研究也是成果累累，在国内外核心期刊发表论文 90 余篇，出版著作 13 部。

自从 2008 年担任全国政协委员之后，温建民心里常常想着患者，心中牢牢记着自己是医生，更是老百姓的代言人。温建民的提案涉及健全乡村医生培养机制，加大村卫生室的投入与管理力度，提高乡村医生的整体素质和水平，尽快开设单独的乡村医生职业资格考试认证体系，改变目前多数乡村医生无证行医的状况，把村卫生室纳入"新农合"门诊机构中，解决好乡村医生的待遇及养老问题等。

温建民还认为，要运用现代科技来发展中医，决不能排斥西医。"中西医结合是中国医学界完全自主创新的一个领域，也是中医发展的必然方向之一。"坚持中西医结合，并不代表丢掉中医特色。"中医特色的体现并不在于一方、一药、一法，而要从根本的理论入手。"

温建民是中医出身，又在国外学习过西医骨科，他认为，两个医学体系各有优缺点，要相互学习，相互补充，才能为人类健康做出更大贡献。他认为："中医最可贵之处是与时俱进，海纳百川，有容乃大，不同时期的中医，都会吸取当时最先进的一些科学技术。"中西医结合是必由之路，以中医之道，来御西医之技，最终解决老百姓的健康问题。作为中医，我们应当具有贯通中西医的大视野，摒弃那种非此即彼、中西互斥的狭隘观念。

二、学术成就

（一）踇外翻及相关畸形的临床、基础研究取得突破

（1）创立微创技术与手法结合治疗踇外翻及相关畸形的中西医结合新方法。此方法又被称为"温氏疗法"，处于国内领先、国际先进水平，填补了国内外在此领域的空白，2003

年被国家中医药管理局列为中西医结合科技成果重点推广项目。目前，已有 20 多个省、市、自治区的 300 多家医疗机构采用本方法，已治愈 6 万多例患者，取得显著的社会效益和经济效益，得到国内和欧美骨科界的认同，继承和发扬了中医骨伤科学，推动了中西医结合骨伤科事业的发展。

（2）踇外翻的流行病学及基因与中医理论相关性研究成绩显著。研究发现：遗传为踇外翻的主要成因，有家族史的踇外翻患者，其畸形出现的年龄要早于无家族史的患者，其出现畸形加重、临床症状的年龄亦早于无家族史的患者。无论有无家族史，两者在踇外翻角，即畸形程度上无显著性差异。家族史只是影响踇外翻的发病时间，而不影响其病情轻重。

温建民教授带领团队对家族性踇外翻相关基因进行初步定位，通过流行病学调查，确定该病遗传因素群体的诊断指标，收集目前已知样本量最大的一个踇外翻家系样本，对其进行全基因组扫描和连锁分析，找到 6 个相关的染色体区域，并对这些区域包含的基因的特点进行分析，发现其多是与骨骼和肌肉发育相关的基因。这些基因的表达会受到益肾填精、补肾壮骨中药复方的影响。本研究结果为进一步研究踇外翻分子遗传机制提供最直观的依据。

（3）首次阐述踇外翻内侧骨赘及其附着软组织的组织病理学及免疫组化特点，发现踇外翻第一跖骨头内侧组织呈现以修复为主的广泛性慢性炎症反应表现。

（二） 建立了中西医结合治疗跖痛症的诊疗体系

温建民教授总结了近 20 年的跖痛症治疗经验，根据临床表现及影像学表现将跖痛症分为 I ~ IV 期。针对该病的主要病机——跖骨头下陷这一关键，在"陷者升其位""高者就其平"的理论指导下，构建了跖痛症的诊疗体系。包括诊断、分级、手术、围手术期中医药应用、术后康复锻炼。具体为：I 期——责任跖骨头颈微创截骨手法抬高术；II 期——责任跖骨头颈切开截骨抬高术；III 期——责任跖骨基底截骨短缩内固定术；IV 期——责任跖骨基底截骨短缩内固定＋跖趾关节切开复位克氏针固定内固定术。在此诊疗体系下接受治疗的患者均：①术前外用清热解毒、杀虫祛湿中药；②术后 6 周外用活血化瘀、消肿止痛中药；③术后在骨折二期辨证施治的前提下口服活血利水、接骨续筋、补肾壮骨中药；④早中晚期接受不同方式的中医康复治疗；⑤术后外固定采用"裹帘法"。经长期随访，优良率达 98.5％，跟传统术式相比，优良率得到明显提高，促使该诊疗方法在全国 50 多家医疗机构推广。

（三） 六步推拿手法治疗早期膝骨关节炎

温建民教授建立以分筋、弹筋、刮筋为主的膝关节六步推拿手法，首次从临床及生物力学角度，采用国际上认可的现代化主、客观检测指标及疗效评定标准，尤其是从步态测量、局部张力检查等生物力学角度，确立了手法治疗膝骨关节炎的规范化操作标准，并在临床得到推广应用。

（四）编译了世界第一部英文版的《温病学》

2000年，由温建民教授编译的英文版《温病学》在美国由 Paradigm 出版公司出版，并面向120多个国家和地区发行。目前已再版5次，作为温病学教材在欧美很多国家的中医教学机构中得到应用，为中医药在世界的传播做出了贡献。

（五）阐明中医分期治疗骨折的合理性和必要性

温建民教授首次通过动物实验，从影像学、组织学和分子生物学三个方面，组织、细胞、分子三个层次，骨折愈合的诱导、增殖和分化三个环节，对中医药治疗骨折并促使其愈合的作用及其机制和不同分期方法进行了系统的研究，阐明了中医分期治疗骨折的合理性和必要性，提出骨折二期是中医治疗骨折的最佳时期，为进一步揭示中医治疗骨折的现代医学机制、规范中医治疗骨折、实现中医治疗骨折的现代化和推动中医治疗骨折走向世界奠定了实验基础和理论依据。

（六）对三踝骨折治疗的创新研究

温建民教授创立了手法与外固定器结合治疗三踝骨折脱位新方法，研制了治疗踝关节骨折的踝关节固定复位器，提出了三踝骨折的独立分型和外固定器治疗三踝骨折应遵循背伸中立位固定的原则，获得中国中医科学院科技进步奖二等奖，并开发了一种治疗踝关节骨折的外固定器，将此成果进行了转化。

（七）对桡骨远端骨折的创新研究

温建民教授建立了手法与外固定器治疗桡骨远端不稳定骨折新方法，研制了桡骨远端不稳定粉碎性骨折的固定复位器，获得国家中医药科技进步奖三等奖，并开发了一种治疗桡骨远端骨折的外固定器，取得了明显的临床疗效。

（八）积极参与各种形式的科普活动

温建民教授在中央电视台、北京电视台、湖南卫视、黑龙江卫视等媒体的健康栏目中，普及养生保健知识 30 余次。建立"温建民教授工作室"公众号，在抖音、小红书、快手、今日头条、微博等网络自媒体积极宣传中医养生保健知识，为向大众普及医学知识做了大量工作。

"海纳百川，有容乃大。"也许这句话最简洁、最朴素地解释了温建民教授所取得的成果，也最生动地阐释了他的人生。

三、传承脉络

温建民教授学术思想的传承脉络见图1-1。

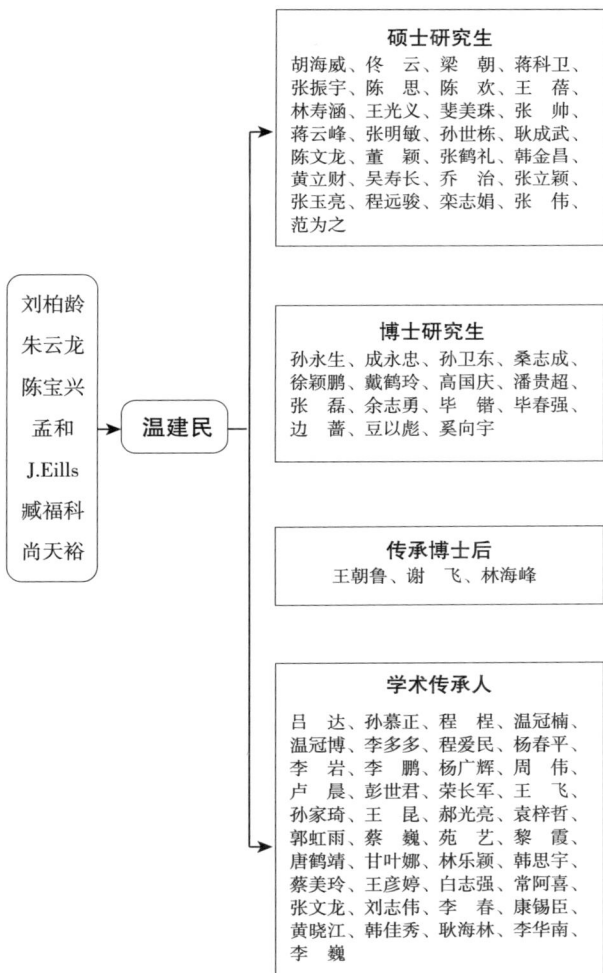

刘柏龄
朱云龙
陈宝兴
孟和
J.Eills
臧福科
尚天裕

→ 温建民

硕士研究生

胡海威、佟　云、梁　朝、蒋科卫、
张振宇、陈　思、陈　欢、王　蓓、
林寿涵、王光义、斐美珠、张　帅、
蒋云峰、张明敏、孙世栋、耿成武、
陈文龙、董　颖、张鹤礼、韩金昌、
黄立财、吴寿长、乔　治、张立颖、
张玉亮、程远骏、栾志娟、张　伟、
范为之

博士研究生

孙永生、成永忠、孙卫东、桑志成、
徐颖鹏、戴鹤玲、高国庆、潘贵超、
张　磊、余志勇、毕　错、毕春强、
边　蕾、豆以彪、奚向宇

传承博士后

王朝鲁、谢　飞、林海峰

学术传承人

吕　达、孙慕正、程　桯、温冠楠、
温冠博、李多多、程爱民、杨春平、
李　岩、李　鹏、杨广辉、周　伟、
卢　晨、彭世君、荣长军、王　飞、
孙家琦、王　昆、郝光亮、袁梓哲、
郭虹雨、蔡　巍、苑　艺、黎　霞、
唐鹤靖、甘叶娜、林乐颖、韩思宇、
蔡美玲、王彦婷、白志强、常阿喜、
张文龙、刘志伟、李　春、康锡臣、
黄晓江、韩佳秀、耿海林、李华南、
李　巍

图1-1　温建民教授学术思想的传承脉络

第二章 学术思想

一、中西医结合微创技术治疗踇外翻的学术思想体系

踇外翻定义：踇趾向外倾斜大于生理角度（15°）的一种畸形症状，常伴有第一跖骨头向内侧脱位造成的跖趾关节炎及踇囊炎。

该病俗称"大脚骨"或"脚孤拐"，是一种慢性、进行性、不可逆的常见前足疾病。因第一跖骨头向内侧突出与鞋袜挤压摩擦，造成患者穿鞋、行走困难，如不及时治疗，畸形和疼痛逐渐加重，引起相关跖趾关节及趾间关节紊乱，并产生胼胝疼痛；又因为长期足部生物力学的改变可造成或加重踝、膝、髋、脊柱等部位的病变，是老年人致残的足部主要病种之一，若合并严重糖尿病及下肢血管疾病，容易引起足部破溃感染波及全身，导致截肢甚至危及生命。保守治疗效果往往较差，一般都需手术治疗。主要表现为足部红肿疼痛、行走困难，严重影响患者生活质量。自 18 世纪末至今，针对踇外翻的手术治疗方式已达 200 余种。踇外翻及其并发症见图 2-1 至图 2-4。

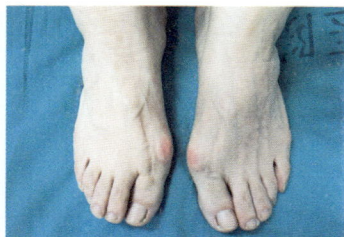

图 2-1　踇外翻畸形

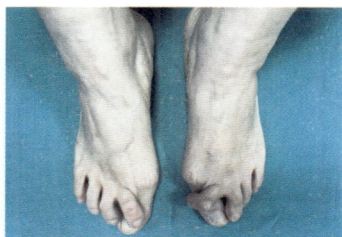

图 2-2　踇外翻畸形合并锤状趾

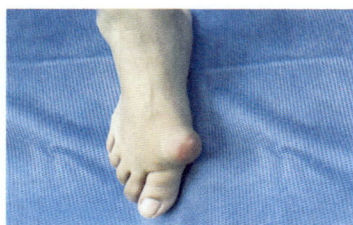

图 2-3　踇囊炎

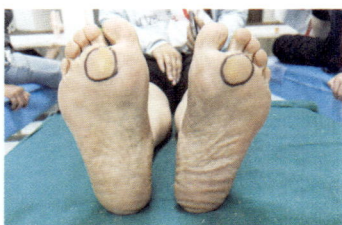

图 2-4　踇外翻畸形合并跖骨痛

　　中西医结合微创技术治疗踇外翻具有操作简单、患者痛苦小、并发症少、疗效确切等优点，30 多年来经过我们的不断完善、创新与发展，已经形成了规范化的诊疗体系。该方法摒弃传统的钢板螺钉内固定系统，术后采用"8"字绷带结合纸压垫即裹帘外固定方法固定截骨端，患者术后即可下地行走。

　　本文就中西医结合微创技术治疗踇外翻的学术思想研究做一简要概括。

（一）勤求古训、融会新知，中西医结合微创技术治疗踇外翻的新方法形成

虽然传统中医学没有对踇外翻治疗的直接论述，但中医骨伤科学历史悠久，中医在手法整复、固定以及矫正畸形方面有着丰富的经验。温建民教授坚持继承与创新相结合的原则，在继承中医骨伤理论和实践的基础上，基于"裹帘法"的外固定方法，研究国内外传统手术和微创手术现状，将200多种踇外翻术式（如Keller手术、Austin手术、Ludloff手术及Scarf手术等）进行比较鉴别，吸收各自的长处。将微创技术与中医正骨手法、小夹板纸压垫原理有机结合在一起，建立了中西医结合微创技术治疗踇外翻新方法，填补了国内外在此领域的空白。

1. 踇外翻治疗新思路形成的中医学理论基础

中医学以中国古代的唯物论和辩证法思想，即气一元论、阴阳学说和五行学说为科学方法论来构建理论体系，并使之成为中医学理论体系的重要组成部分。中西医结合微创技术治疗踇外翻是以中医基础理论为原则创立的治疗方法，因此，阴阳学说、五行学说、脏象学说、筋骨学说、经络学说都对踇外翻的诊疗有着非常重要的指导作用。

（1）阴阳学说。阴阳学说是在气一元论基础上建立起来的中国古代朴素的对立统一理论。中医学用阴阳学说阐明生命的起源和本质、人体的生理功能与病理变化、疾病的诊断和防治的根本规律。阴阳是气的两种对立固有属性，是标示事物两种对立的特定属性和形态特征的范畴，是抽象的属性概念而不是具体事物的实体概念。

具体事物的阴阳属性，并不是绝对的，而是相对的。也就是说，随着时间的推移或者运动范围不同，事物的性质或者对立面改变了，则其相对属性也就要随之而改变。阴阳的这种相对性表现为阴阳的相互转化性、无限可分性。在说明人体组织结构上，阴阳学说对人体部位做了划分：人体上半身为阳，下半身为阴；体表属阳，体内属阴；体表背部属阳，腹部属阴；四肢外侧为阳，内侧为阴。

姆外翻是由多种原因导致的姆趾向外倾斜，推挤第一跖骨使其内翻，第一跖趾关节失去平衡，逐渐出现脱位的一系列病理变化。中医认为，内侧为阴，外侧为阳；背侧为阳，跖侧为阴。姆趾外翻发生时，其内、外、背、跖侧的肌腱肌力出现阴阳失衡。正常足，内侧的姆展肌（阴）与外侧的姆收肌（阳）阴阳平衡；当姆趾外翻时，姆收肌（阳）的力量超过内侧姆展肌（阴）的力量。随着姆收肌（阳）持续挛缩，向背外牵拉，第一跖骨出现旋转，姆展肌（阴）内收的作用减弱，阴阳进一步失衡，畸形不断加重。此时，从阴阳学说来讲属于阳盛（姆收肌肌力紧张）阴弱（姆展肌肌力松弛）。同理，姆长/短伸肌（阳）和姆长/短屈肌（阴）在生理情况下保持平衡，则姆趾屈伸功能正常。当姆趾外翻时，这一对背侧、跖侧的肌腱阴阳失衡，变成一起向外侧（阳的方面）转化，牵拉蹐趾向外，加重蹐趾外翻的形成。因此，蹐外翻治疗思路应以恢复第一跖趾关节的阴阳平衡为指导。

（2）五行学说。五行是从属于阴阳而构成万物的五种物质。五行学说认为，宇宙间一切事物都是由木、火、土、金、水五种物质所构成的，自然界各种事物和现象的变化发展，都是这五种物质不断运动和互相作用的结果。中医把五行的概念赋予了阴阳的含义，认为木、火、土、金、水五种物质乃至自然界的各种事物都是阴阳矛盾运动所产生的。阴阳的运动变化可以通过在天之风、热（火）、暑、湿、燥、寒六气和在地之木、火、土、金、水五行反映出来。中医学的五行不仅仅指事物及其属性，更重要的是它包含了五类事物内部的阴阳矛盾运动，旨在说明人体结构系统，以及人体与外界环境是一个有机整体。

中医五行学说主要用来阐述脏腑的生理功能及其联系、五脏的传变规律来指导疾病的诊断和治疗。五行学说将人体的脏腑归属于五行。以五脏（肝、心、脾、肺、肾）为中心，六腑（胆、小肠、胃、大肠、膀胱、三焦）为配合，支配五体（筋、脉、肉、皮、骨），开窍于五官（目、舌、口、鼻、耳），外荣于体表组织（爪、面、唇、毛、发）等，形成了以五脏为中心的脏腑组织结构，为脏象学说奠定了理论基础。

（3）脏象学说。脏象，又称"藏象"。藏，是隐藏于人体内的脏腑器官。象，既指脏腑器官的形态结构，又指脏腑生理功能活动和病理变化表现于外的现象。脏腑包括五脏六腑和奇恒之府。脏象学说的核心是以五脏为中心的整体观。

脏腑之间以五行理论相表里。人体以五脏为中心，以六腑相配合，以气血津液为物质基础，通过经络使脏与脏、脏与腑、腑与腑密切联系，使人体构成一个有机整体。脏腑之间的密切联系，除解剖结构上得以体现外，主要是在生理上存在着相互制约、相互依存和相互协同的关系，突出表现为五脏的系统分属关系、五脏的生克制化关系、五脏的气血阴阳关系等方面。

姆外翻病因包含内因和外因两个方面。首先，是内因，一是先天禀赋不足，肾精亏虚。肾主骨生髓，故肾不足则骨髓空虚，导致骨骼发生各种先天缺陷。这常表现为患者在青春期即出现姆外翻，严重者在青春期前就出现畸形。二是随着年龄增加，尤其是女性，"七七"之年后肝肾渐衰，脾失健运。肝主筋，脾主肌肉，肝脾不足，导致肌肉瘦削，关节无力；肝血不足，血不荣筋，则筋腱痿弱或挛缩；肾气亏虚致骨软无力，久则关节变形。主要表现为患者在更年期前后出现姆外翻，并逐渐加重。其次，是外因，主要为跌扑损伤、湿邪侵袭以及慢性劳损。各种因素综合，终致局部阴阳失衡，久之气血不足，可引起姆外翻逐渐加重，如复有瘀血邪毒留滞于经络关节，畸形和疼痛明显加重。

（4）筋骨学说。

1）筋束骨理论。"宗筋主束骨而利机关"最早见于《黄帝内经》，是经筋病治疗的重要理论依据之一。"骨为干……筋为刚"，骨骼既可支持形体又能保护内脏，是人体的支架，乃筋起止之所。筋刚韧有力，约束骨骼，使关节运动灵活自如，因此，筋骨关系密不可分。

2）筋出槽、骨离缝。"筋出槽""骨离（错）缝"是中医骨伤科学中所特有的名词，是对骨关节及其附属组织损伤一类伤筋病病机的高度概括。骨缝即骨骼结合部缝隙。我国现存最早的一部骨伤科专著《仙授理伤续断秘方》（唐代蔺道人著）记载："凡左右损处，只相度骨缝，仔细捻捺忖度，便见大概。"可知"骨缝"一词至少始于唐代。错，有交杂错乱之意，比较确切提出错骨缝一症的是《医宗金鉴·正骨心法要旨》，书中记载："若肿痛已除，伤痕已愈，其中……又或有骨节间微有错落不合缝者，是伤虽平，而气血之流行未畅……惟宜推拿，以通经络气血也。"《医宗金鉴·正骨心法要旨》指出："或因跌扑闪失，以致骨缝开错，气血郁滞，为肿为痛。"这里不仅提示了骨离缝的原因，而且还将开错和微错做了程度上的区别。骨离缝可以分为两种情况：一是骨节之间由于损伤，正常的解剖结构发生了微小的变化，即微小错缝，这种变化比半脱位还要轻，在 X 线片上常不显示；二是骨节发生比较严重的错缝或半脱位，在 X 线片上可以显示。"筋出槽"，指筋离出其位，即筋槽的正常位置改变。"筋出槽"见于《医宗金鉴·正骨心法要旨》："摸者，用手细细摸其所伤之处，或骨断……筋歪、筋正、筋断、筋走、筋粗、筋翻。""筋之弛纵、卷挛、翻转、离合，虽在肉里，以手扪之，自悉其情。"清代胡廷光所著《伤科汇纂》载："大抵脊筋离出位，至于骨缝裂开弸，将筋按捺归原处。"槽，泛指两边高起、中间陷入的沟。"筋出槽"之"槽"，特指筋的正常解剖位置。"筋出槽"是指肌腱、韧带等软组织发生滑脱或解剖位置有所变化，是对损伤后肌肉附着点、肌腹、肌筋膜、韧带等软组织病理变化的统称。

从第一跖趾关节的解剖和力学方面分析，踇外翻是由踇趾内、外、背、跖侧肌腱肌力的阴阳失衡所致。踇展肌与踇收肌、踇长/短伸肌与踇长/短屈肌肌群的阴阳平衡在踇外翻的发生中具有重要作用。正常情况下，第一跖趾关节周围有踇收肌与踇展肌以及踇长/短伸肌与踇长/短屈肌相互拮抗的肌肉，它们之间的动态平衡维持了第一跖趾关节的稳定。关节囊、侧副韧带及悬韧带则维持了第一跖趾关节及籽骨系统的静态稳定和平衡。当踇外翻刚发生时，关节受力轻度不平衡，个别肌腱出现异常，即"筋出槽"，第一跖趾关节正常的解剖结构亦随之发生微小变化，即"骨节间微有错落不合缝"，这些微小的变化，相应引起关节周围软组织失衡进一步加重。起初由于变化很小，这种改变尚能代偿。如果这些致病因素不能解除，随着不平衡日渐加重，关节出现脱位，即"骨离缝"，此时表现为第一跖趾关节发生比较严重的错缝或半脱位、脱位，同时，踇长伸肌腱和踇长屈肌腱脱离中线产生弓弦样作用，踇展肌向跖侧移位，失去与踇收肌的拮抗作用，进一步加重踇外翻畸形。"筋出槽"与"骨离缝"两个因素互为因果、互相影响，加重关节的不平衡，促进了畸形的快速发展。

凡有"骨离缝"发生时，必然兼有"筋出槽"。只有当骨离缝得到纠正后，出槽的筋方可自然复原。如若病痛日久或误治则筋可发生拘挛导致粘连，以致骨错缝的关节难以复位，即使骨错缝得到整复，仍然可因软组织的痉挛或粘连而再次脱出到错缝的部位，终成难愈之症。这是踇外翻很难通过保守治疗获得满意疗效的原因。

中西医结合微创技术对第一跖趾关节周围软组织（筋）损伤小，对其"筋束骨"作用扰动很小，通过截骨同时辅以整骨手法可彻底纠正错位的关节，关节错位纠正后离位的肌腱和韧带即出槽之筋才能复位，只有筋复位后，引起"骨离缝"的动力因素才能解除，从而消除踇外翻畸形复发的病理基础。临床上一些治疗踇外翻的方法如单纯骨赘切除术、内侧关节囊紧缩术、McBride 手术等，仅顾及"骨离缝"和"筋出槽"中的一个方面，造成了术后复发或矫枉过正等并发症。踇外翻的治疗必须兼顾"骨离缝"和"筋出槽"两个方面，才能获得满意的疗效。在截骨的基础上通过牵引、按压、推挤及理筋等手法，使偏离的肌腱（筋）与错位的骨节得以矫正，从而达到调节气血、平衡阴阳之目的。所以，对于踇外翻的治疗必须兼顾"筋"和"骨"两个方面，因为"筋柔才能骨正，骨正才能筋柔"，只有"筋骨并重"，使"筋归槽""骨合缝"，才能彻底解除疾病发生发展的病理基础。因此，通过中医整复手法和手术等方式将第一跖趾关节矫正到阴阳平衡的中线上，可以达到调节气血、平衡阴阳之目的，使踇外翻彻底矫正，且不易复发。

（5）经络学说。踇趾内侧为足太阴脾经循行部位，外侧为足厥阴肝经循行部位。在术后康复中，以脾经和肝经为主要经络，采用点穴等手法，疏通经络，消肿止痛。术后 1~3 天为急性期，局部易出现红肿热痛，在抬高患肢的同时，宜点按患肢的重要穴位（脾经的井穴隐白、经穴商丘、合穴阴陵泉；肝经的井穴大敦、经穴中封、合穴曲泉）。后期绷带拆除后可局部取穴和循经取穴共用，以促进气血流通，促进瘀去新生，同时指导患者进行直腿抬高练习，避免下肢肌肉萎缩。

目前研究认为，十二经筋是古人基于当时的解剖学知识，以十二条运动力线为纲，用中医术语对人体韧带学、肌学及其附属组织生理和病理规律的概括和总结。在循行中，"尽筋"或"筋纽"部位是最常出现筋结病灶点，即病变的部位。"尽筋"或"筋纽"是肌腱和关节囊等软组织在骨上附着的部位，属于现代医学的"末端结构"。末端结构急、慢性损伤所致的局部疼痛、功能障碍称为"末端病"，是临床的多发病。

应用中医经筋理论对踇外翻的病程、疼痛症状进行分析，踇外翻属于足太阴经筋病变，在足太阴经筋起始部位大都穴、经筋循行部位公孙穴等处可发现痛点，即"筋结病灶点"，说明踇外翻是足内侧延伸到下肢内侧至腰腹部这一力线（足太阴经筋）起始部位的病变。按现代解剖学分析，这是包括第一踇趾关节、第一跖骨头、踇展肌、踇短屈肌等在内的一种末端病。

总之，中医学理论应贯彻在踇外翻一系列诊断、治疗和康复中。《素问·阴阳应象大论》曰："阴阳者，天地之道也，万物之纲纪，变化之父母，生杀之本始，神明之府也，治病必求于本。"《素问·至真要大论》说："谨察阴阳所在而调之，以平为期。"《素问·三部九候论》曰："无问其病，以平为期。"人体疾病的形成多源于阴阳的失调，因此治疗疾病的关键为协调阴阳，恢复平衡。人体具有强大的自我调节和修复功能，而且，人体是一个有机的整体，无论是整体还是局部，时刻都处在"失衡—平衡—再失衡—再平衡"的自我调整和修复的过程之中。医生的职责在于认识到不平衡的现象，并通过种种方法帮助患者恢复和维持自身的平衡。踇外翻是比较复杂的前足疾病，是第一踇趾关节慢性、进行性的不可逆脱位，因此治疗踇外翻的关键在于通过各种方法帮助第一踇趾关节复位，恢复关节的平衡，并通过康复指导保持关节的平衡状态。

2. 立题研究

中西医结合微创技术治疗踇外翻（温氏疗法），自从1993

年由温建民教授创立以来，已在我国 20 多个省市自治区的 100 余家医疗机构推广应用，治愈 6 万多例患者。该技术创伤小，无需内固定，畸形矫形满意、不复发、并发症少，优良率可达 98.5%，受到广大医生和患者的欢迎，美国、加拿大、澳大利亚、南非等许多国家和地区的患者也慕名求治。经过 2 年临床实践，取得满意疗效，开始申报课题，1997 年获得了国家人事部非教育系统回国留学人员科技活动经费资助，并由国家中医药管理局立项进行研究。自此温建民教授带领我们开始系统研究中西医结合微创技术治疗拇外翻这一新方法。

3. 构建规范体系

（1）微创截骨手法整复术治疗拇外翻的技术要点。①采用局麻微创技术，摒弃了既往大切口直视下手术，行骨赘削磨、第一跖骨头颈二维截骨。②中医正骨手法纠正拇外翻畸形及第一跖趾关节半脱位。③固定方法摒弃了内固定及石膏外固定，基于"裹帘法"根据小夹板纸压垫治疗骨折经验和"筋束骨"理论，采用第 1、2 趾蹼间夹垫与"8"字绷带结合的裹帘弹性外固定。④在治疗过程中辨证应用中医药（外洗、内服）。⑤采用"动静结合，医患配合"的中医康复疗法结合功能锻炼。

（2）微创截骨手法整复术治疗拇外翻的技术操作要求。①熟悉足部解剖学，并有手术及整复骨折的经验；②循序渐进，学会使用骨钻，先熟练掌握削磨骨赘，再进行截骨；③截骨要一气呵成，避免加宽截骨线；④整复手法要准确，力度要适中，防止矫枉过正或不足；⑤持钻要稳健，避免钻头断于体内。

（3）微创截骨手法整复术的禁忌证。①严重糖尿病；②急性感染性疾病；③严重类风湿性足；④踇趾关节融合；⑤严重神经损伤；⑥自恋癖。

（4）微创截骨手法整复术治疗踇外翻基本手术方法及术后要点。①松解外侧关节结构，复位关节；②削磨骨赘；③截骨；④手法整复；⑤裹帘外固定；⑥透视；⑦术后拍 X 线片；⑧加强术后功能康复。

（二）加强中西医结合微创技术治疗踇外翻的基础研究，开拓再创新

近 40 年来，我们对这个方法进行了一系列的临床和基础研究。

1. 临床随访研究

1993 年 3 月至 1999 年 2 月我们对经中西医结合微创技术治疗的 554 例踇外翻患者（涉及 1015 足）进行了随访，随访时间为 7 ~ 81 个月，平均为 41 个月，采用门诊、电话、信件、电子邮件等随访方式，535 例（986 足）获随访，19 例（29 足）失访。在获得随访的 535 例患者中，经治疗，效果优者为466 例（87.1%），860 足；良者为 61 例（11.4%），114 足；差者为 8 例（1.5%），12 足。优良率为 98.5%。

踇外翻角（HAV 角）：术前平均 33.1°，术后平均 11.6°，减少了21.5°。第一、二跖骨间角（IM角）：术前平均11.3°，术后平均6.6°，减少了4.7°。

随访结果见图2-5、图2-6。

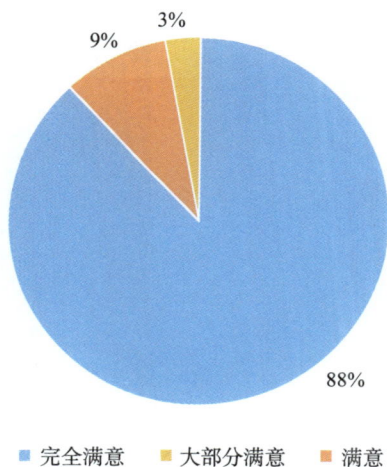

图2-5 随访患者满意度

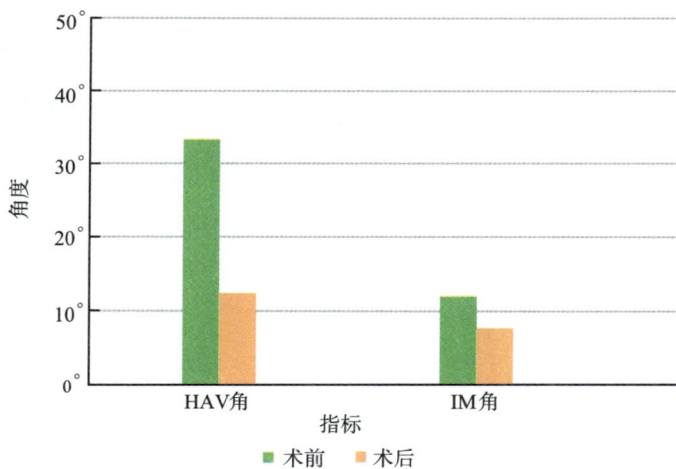

图2-6 HAV角与IM角术前、术后变化

2. 治疗规范化研究

在标准手术方案的基础上，我们针对轻、中、重度踇外翻采用相应规范的手术方案（图2-7至图2-11）。

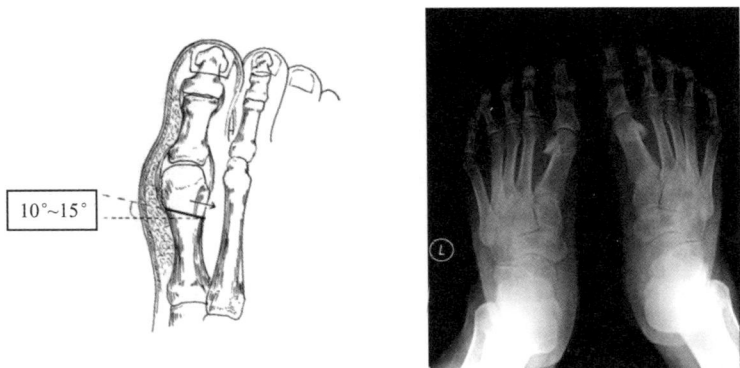

图2-7　轻、中度矢状位截骨角度规范

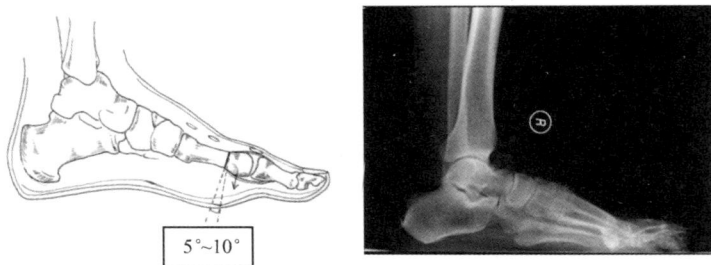

图2-8　轻、中度冠状位截骨角度规范

望点醫鏡｜踇外翻及筋骨病症临证精要

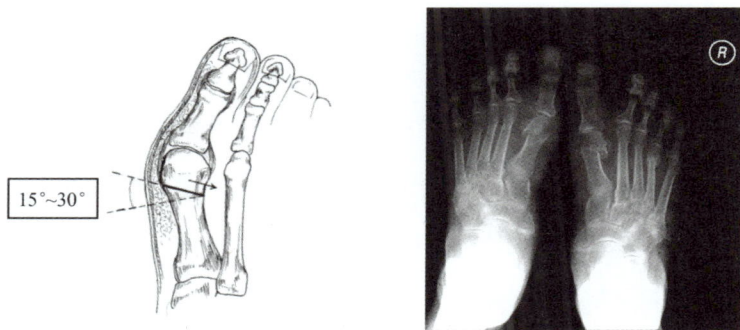

图 2 – 9   重度矢状位截骨角度规范

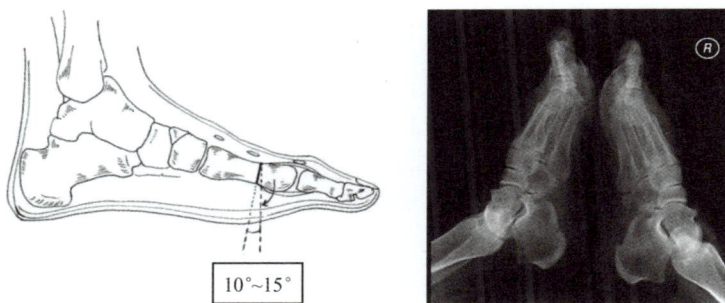

图 2 – 10   重度冠状位截骨角度规范

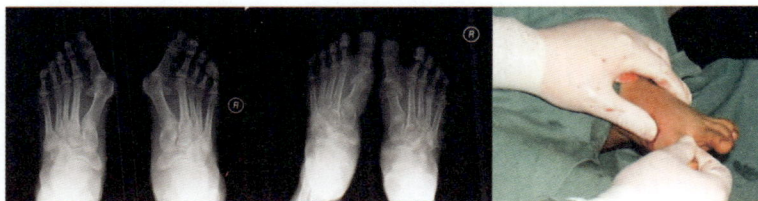

图 2 – 11   整复畸形脱位手法的规范

3. 多中心对照研究

我们采用多中心、自身前后对照的方法，按照规范化方案在 3 个分中心分别对 62 例（116 足）踇外翻患者进行同期非随机对照研究。将中西医结合微创技术治疗踇外翻诊疗方案与成熟的传统大切口手术技术进行对比，从疗效、患者依从性及经济学指标方面比较中西医结合微创技术的优势。

3 个分中心采用规范化的中西医结合微创技术治疗踇外翻诊疗方案，术后均获得了较为满意的结果，患者满意度高。证明该规范化方案在推广应用中疗效肯定，易于进一步推广。

中西医结合微创技术治疗踇外翻优良率较西医传统大切口技术有所提高，在疗效、患者依从性、经济学指标方面具有明显优势（图 2 - 12）。

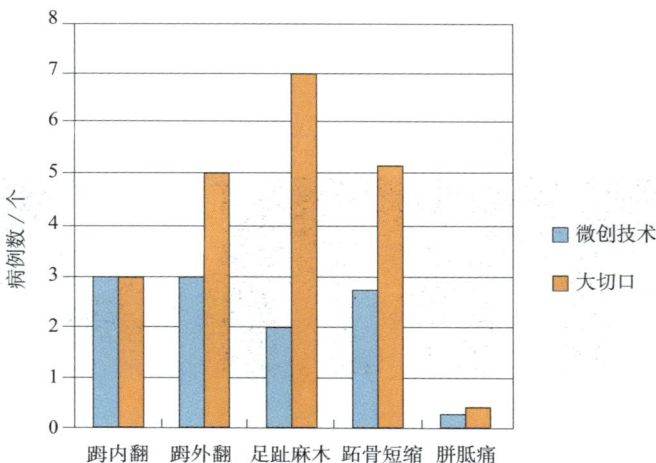

图 2 - 12　微创技术与大切口技术术后并发症数据对比

4. 远期疗效回顾性研究

1996年2月至1999年5月采用微创截骨手法整复术治疗踇外翻患者372例（705足），有79例（150足）的5年以上随访资料完整。术后随访时间最长13.2年，最短5.3年，平均随访周期7.5年。优者占37.3%，良者占58.7%，差者占4.0%。术后美国足踝矫形协会（American Orthopaedic Foot and Ankle Society，AOFAS）评分为（84.20±4.32）分。踇外翻角较术前纠正20.97°，跖骨间角较术前纠正4.95°。典型病例术后随访见图2-13、图2-14。

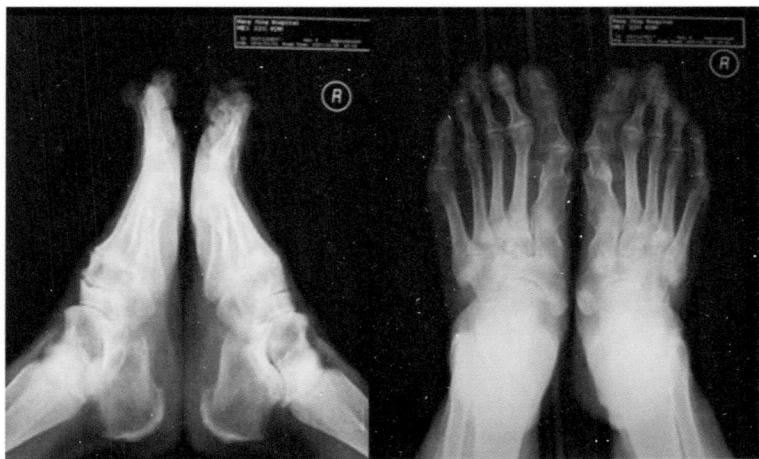

图2-13 术后13年X线片

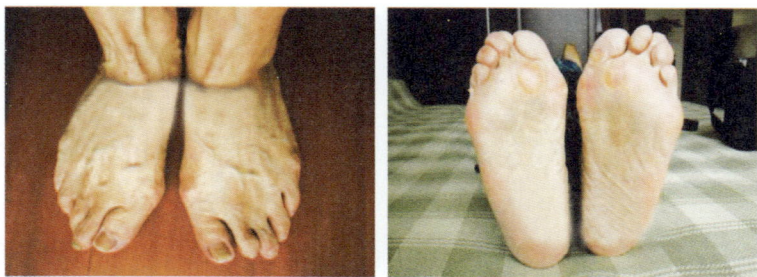

图 2 – 14　术后 13 年复查

5. 跗外翻遗传因素流调与基因研究

1996—2004 年中国中医科学院望京医院骨关节二科共收治跗外翻患者 1491 例（2827 足）。通过对跗外翻家系样本中跗外翻患者外周血样本进行全基因组扫描和家系连锁分析，获得了潜在的与跗外翻遗传相关的染色体区域，提示跗外翻可能存在多个遗传基因或位点。

研究者对 1491 例跗外翻患者的家庭史情况进行统计学分析（图 2 – 15），发现其中有明确家族史的跗外翻患者有 1036 例（69%），并且以母系遗传为主（50%），说明家族史为跗外翻发病的重要因素，而且有家族史的跗外翻患者在畸形出现年龄、病情加重年龄上均要早于无家族史背景的跗外翻患者。有家族史的跗外翻患者，其畸形出现时间要早于无家族史的患者约 10 年。

6. 跗外翻解剖与手术安全性研究

中西医结合微创技术治疗跗外翻不会损伤足部重要的神经、血管、肌腱，不会破坏第一跖趾关节的构造。手法使截骨

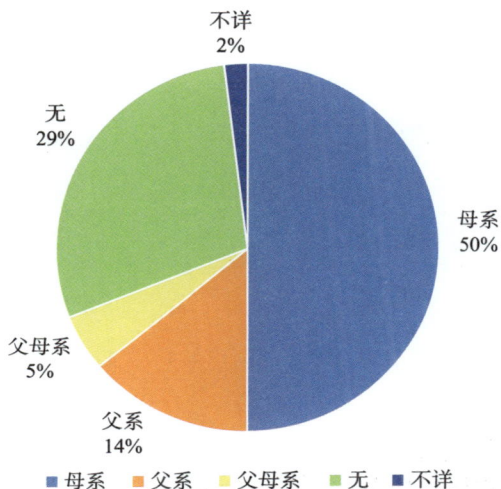

图2-15　1491例踇外翻患者家族史分布情况

远端外移，初步恢复了第一跖趾系统与第一跖骨头的正常解剖关系。研究者通过解剖证实了中西医结合治疗踇外翻是安全的（图2-16、图2-17）。

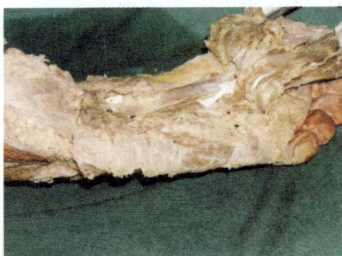

图2-16　踇收肌及其止点

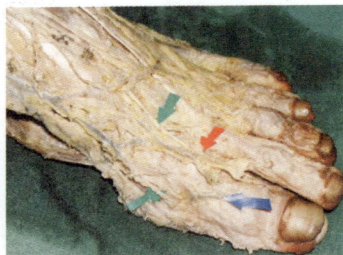

图2-17　足背趾间动、静脉及神经

7. 踇外翻生物力学研究

（1）踇外翻手术前后足底压力测试。我们先后通过自制足底力学测试系统及 Footscan 力板测试系统对蹋外翻及相关疾病如跖痛症患者的足底压力进行测试分析（图 2 - 18）。如运用自行研制的足底生物力学测试系统，对正常足和蹋外翻足进行足底压力测定，发现正常足的足底压力以第 1 跖骨头下最高，并向外侧递减，重度蹋外翻足前足第 1 跖骨头下压力明显减低，第 2 跖骨头下压力明显增高，认为蹋外翻足存在第 1 跖骨头内移和旋前及前足横弓塌陷，证实了第 2 跖骨头下胼胝形成的生物力学基础。

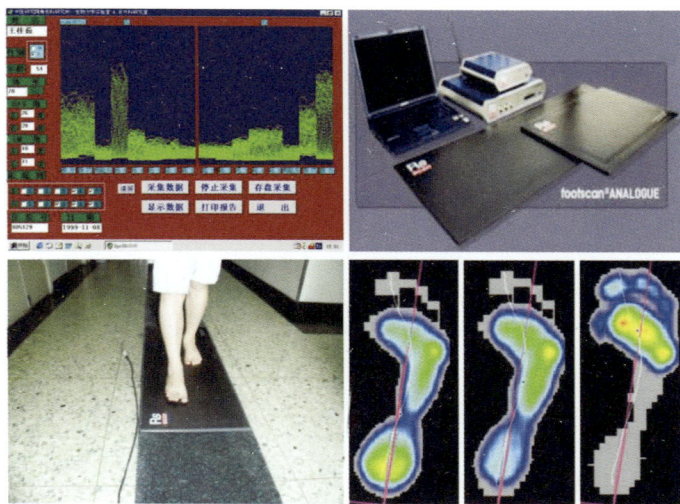

图 2 - 18 Footscan 足底压力测试

（2）动态力学测试平台解剖生物力学测试。我们同南方医科大学生物力学实验室合作，在新鲜尸体上测量截骨端位移情况及力的大小等相关力学数据，为进一步研究提供基础数据（图 2 - 19）。

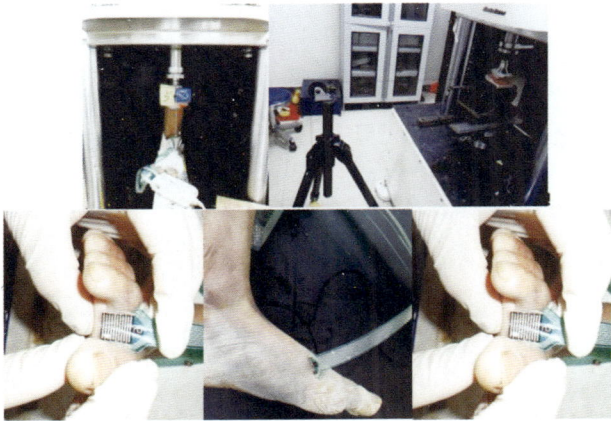

图 2 – 19 　 动态力学测试平台解剖生物力学测试

（3）中西医结合微创技术治疗踇外翻生物力学机制有限元分析。我们分别建立踇外翻术前、术后及在有、无外固定环境下的足有限元模型，并结合人体步态周期模拟术后患者截骨端的受力环境，进一步探索踇外翻截骨端的受力情况（图 2 – 20、图 2 – 21）。

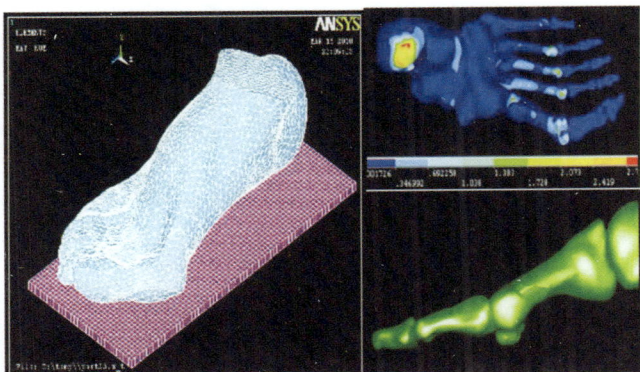

图 2 – 20 　 建立足有限元模型（一）

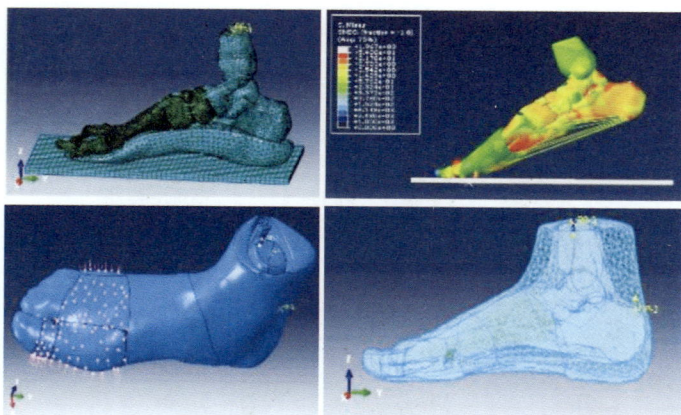

图 2-21　建立足有限元模型（二）

（4）细胞生物力学研究术后成骨机制。

1）在前期研究的基础上，通过将细胞生物力学同有限元分析技术相结合，完成了传统生物力学技术无法实现的力学测试。

2）机械应力对姆外翻足截骨端成纤维细胞外泌体调控机制影响的临床研究。成纤维细胞是人体组织对应力作用的主要感受细胞之一，是组织创伤修复过程中的主要效应细胞，在组织的重建和修复中不可或缺，但机械应力对成纤维细胞外泌体具有何种调控机制，国内外相关研究尚为空白。中西医结合微创技术治疗姆外翻术后通过使用趾蹼间夹垫及"8"字绷带结合的裹帘弹性外固定，为截骨端愈合提供适宜的力学环境。对姆外翻足截骨块培养出的成纤维细胞加载 15% 的静态拉伸力刺激，会促进成纤维细胞分泌外泌体。其对照组和实验组提取成纤维细胞外泌体中均有 CD9、CD81 外泌体标志性蛋白的表达（图 2-22）。两组外泌体的电镜及 NTA 检测结果与外泌体粒径分布范围相符，且 15% 的静态拉伸作用使得外泌体的浓度增高。实验结果证实了外泌体在一定阈值的应力刺激下而增殖（图 2-23），研究成纤维细胞来源外泌体在骨折愈合应力环境下的生长和分化机制，对于探索更有利于截骨端愈合的力学环境具有重要意义。

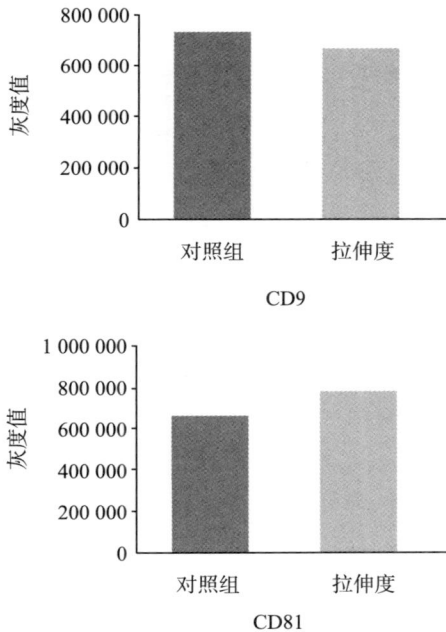

图 2-22　外泌体标志物 CD9、CD81 蛋白表达情况

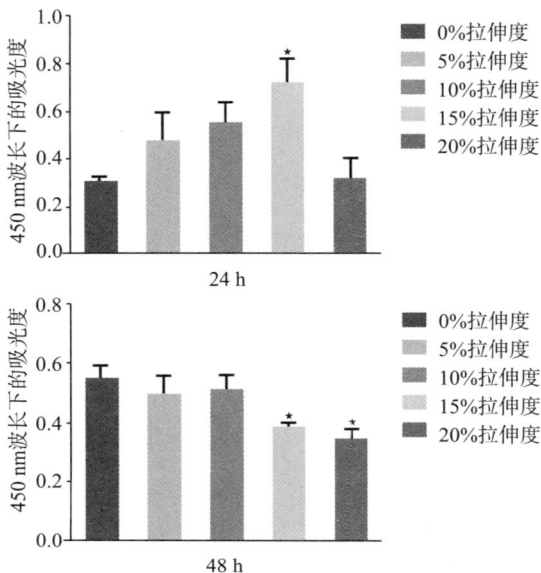

图 2 - 23　机械应力对成纤维细胞增殖的影响

8. 踇外翻病理学研究

（1）踇外翻内侧骨赘及附着组织病理学研究。通过研究发现，第一跖骨头内侧有踇展肌腱附着，踇展肌与踇短屈肌的联合肌腱紧密附着在踇囊内侧，联合肌腱部分止于第一跖骨头内侧，属于末端结构。

在综合了踇展肌止点的解剖学、踇外翻主要临床症状和第一跖骨头内侧骨组织及其附着软组织的病理学变化三个方面后，我们认为踇外翻疼痛原因之一为踇展肌的末端病（图 2 - 24、图 2 - 25）。

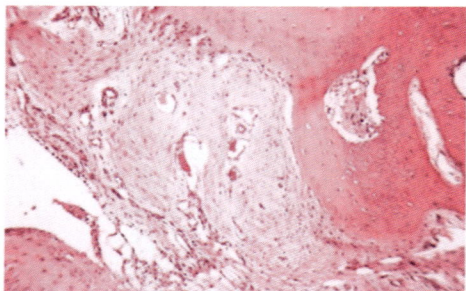

图 2 - 24　肌腱末端退行性变及结缔组织增生（HE 染色）

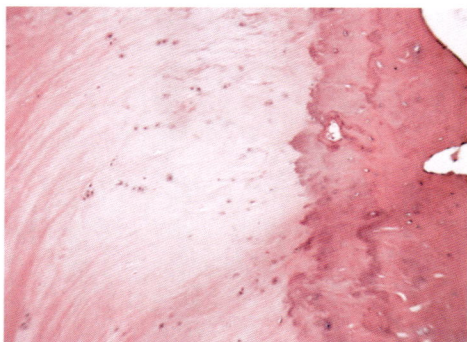

图 2 - 25　皮质骨和部分肌腱末端软骨化（HE 染色）

（2）跚外翻内侧组织免疫组化研究。跚外翻第一跖骨头内侧骨赘及其上附带组织中 IL-1、IL-6 阳性细胞有显著表达，表达的部位主要位于末端结构和关节软骨，提示它们可能是病变的主要部位。IL-1、IL-6 在末端结构和关节软骨的阳性表达，表明跚展肌的末端病和第一跖趾关节骨性关节炎是导致跚外翻疼痛和畸形形成、发展的重要内在因素之一（图 2 - 26、图 2 - 27）。

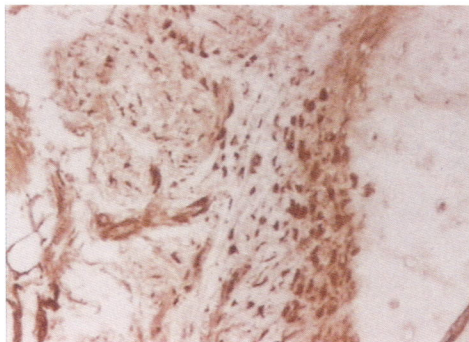

图 2 - 26　蹋外翻末端结构 IL-1 阳性表达细胞

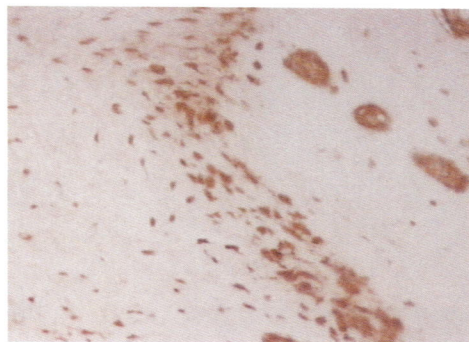

图 2 - 27　蹋外翻末端结构 IL-6 阳性表达细胞

9. 蹋外翻器械研制与开发

经过不断努力，本团队研制出第四代蹋外翻手术专用动力系统及一次性使用磨截骨器或附件（图 2 - 28），以及蹋外翻患者术后专用矫形鞋（图 2 - 29）。

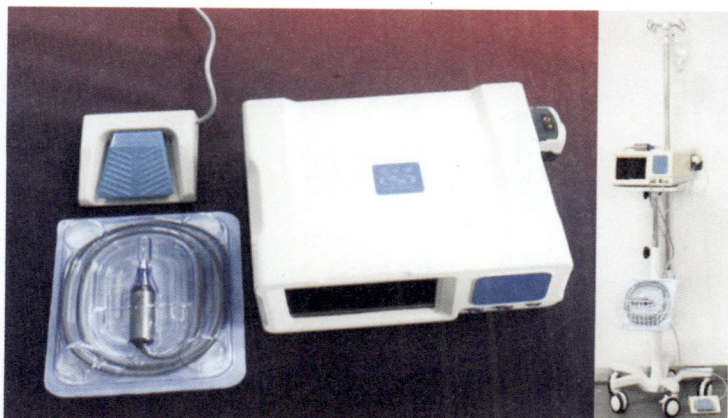

图 2 - 28　第四代跚外翻微创动力系统及磨截骨器或附件

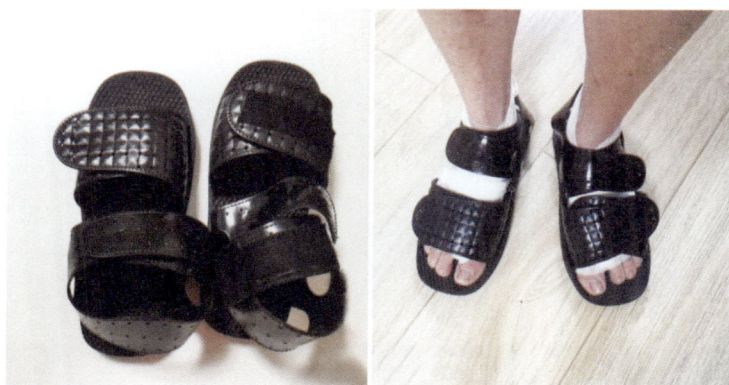

图 2 - 29　跚外翻术后专用矫形鞋

10. 中西医结合微创技术治疗跚外翻新技术推广

中西医结合微创技术治疗跚外翻，2003 年作为国家中医药管理局十大科技成果重点推广项目，在全国推广。我们在技术规范、推广方式、人员培训方面做了针对性工作和研究。以点带面基本形成了"推广→反馈→整理→再推广"模式。

11．理论创新

中医理念贯穿蹈外翻的认识、治疗及康复的全过程（图2-30）。

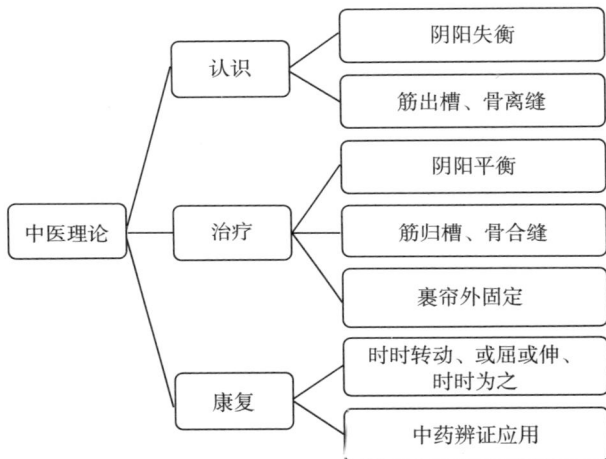

图2-30　理论创新

12．社会效益

（1）医保相关。推动并确立"蹈外翻"单病种纳入医保，将微创治疗蹈外翻术式纳入收费标准。

（2）获得奖项。2001年获北京市科学技术进步奖二等奖，2002年获得国家科学技术进步奖二等奖、国际金奖（国家科技部推荐在德国参选），2012年及2017年又两次获得中国中西医结合学会科学技术奖二等奖等（图2-31至图2-35）。

（3）国家级和省部级科研课题资助。先后中标国家自然基金课题 6 项，国家中医药管理局课题 6 项，北京市自然基金课题 2 项，北京市科学技术委员会课题 2 项，中国中医科学院课题 4 项。

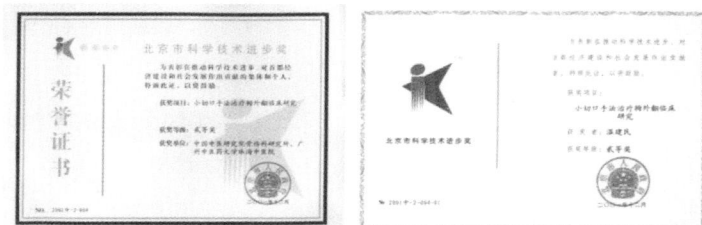

图 2 – 31　2001 年北京市科学技术进步奖二等奖

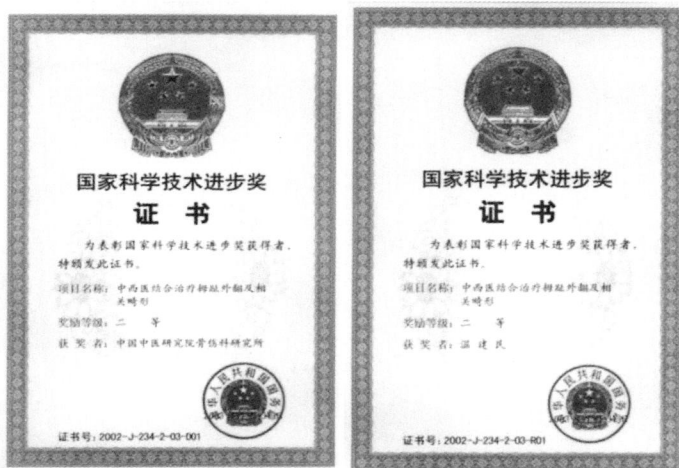

图 2 – 32　2002 年国家科学技术进步奖二等奖

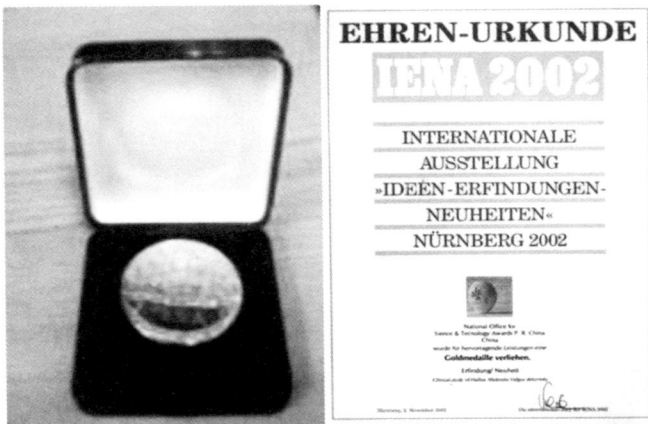

图 2 – 33　2002 年国际金奖（国家科技部推荐在德国参选）

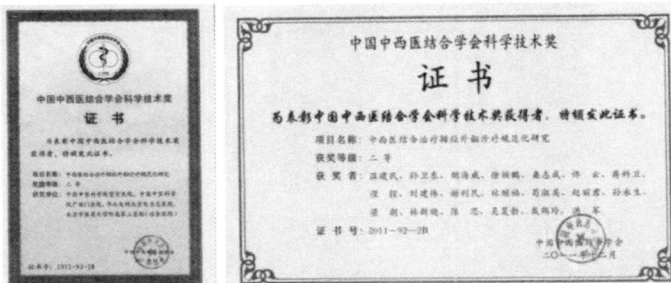

图 2 – 34　2012 年中国中西医结合学会科学技术奖二等奖

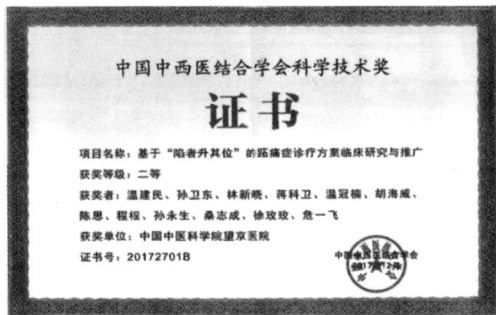

图 2 – 35　2017 年中国中西医结合学会科学技术奖二等奖

（4）相关知识产权。已获国家专利7项（图2-36），研发医疗器械2套（图2-37）并获得批号，医疗器械已应用于临床。

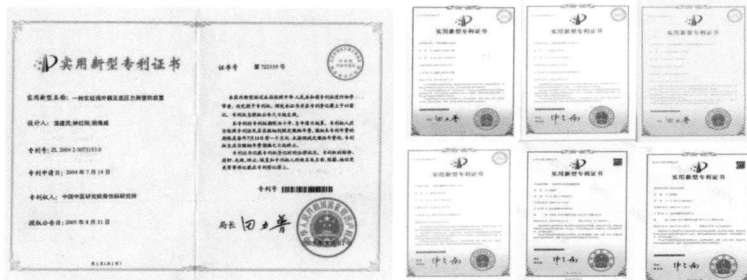

图2-36 国家专利7项

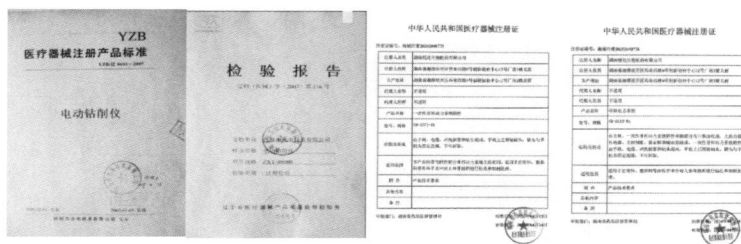

图2-37 研发医疗器械2套

（5）学术成果。在核心期刊发表论文90余篇，被引用600多次，出版著作13部。中西医结合微创技术治疗跗外翻的方法被写进研究生教材《骨伤科手术研究》和高校教材《中医骨伤科学》。该方法还是国家中医药管理局制定的临床路径之一，同时被收入了北京市中医常见疾病诊疗常规。

（6）人才培养。先后培养硕士研究生29名，博士研究生15名，传承博士后3名，师承弟子41名。已举办学习班11

期，培养学员 600 余人。每年有 100 多名国内外医生在我科进修、学习（图 2 - 38、图 2 - 39）。

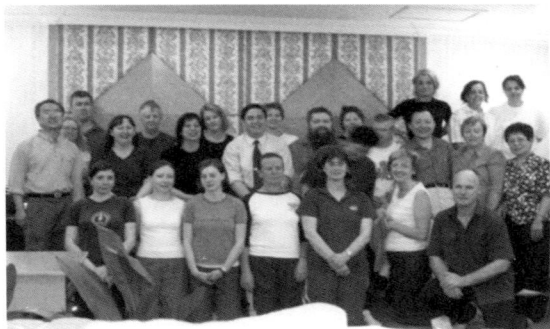

图 2 - 38　学习班合影（一）

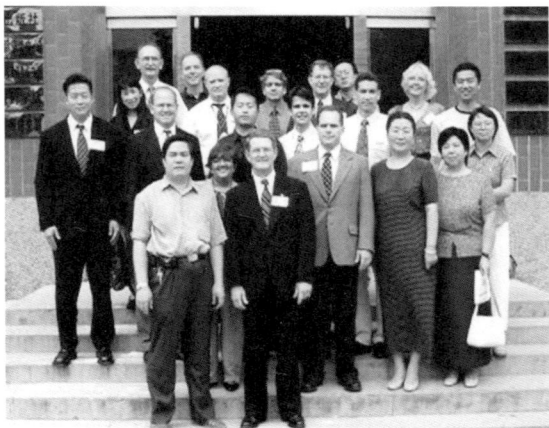

图 2 - 39　学习班合影（二）

13. 相关疾病——距痛症的研究

温建民教授在 40 多年踇外翻临床研究的基础上，对距痛症等踇外翻相关疾病也进行了研究，进一步完善了踇外翻系列研究。

温建民教授基于"陷者升其位"的治疗原则，按跖骨痛分期分别采取相应手术方式，包括术 A、B、C、D。Ⅰ期跖骨痛：责任跖骨头颈微创截骨手法抬高术（术 A）；Ⅱ期跖骨痛：责任跖骨头颈切开截骨抬高术（术 B）；Ⅲ期跖骨痛：责任跖骨基底截骨短缩内固定术（术 C）；Ⅳ期跖骨痛：责任跖骨基底截骨短缩内固定 + 跖趾关节切开复位克氏针固定术（术 D）。上述治疗均采用裹帘法外固定、术前术后中药辨证内用或外治、中医康复疗法。四种手术方法的截骨方式见图 2-40 至图 2-43。

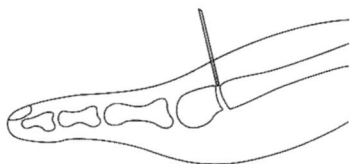

图 2-40　术 A 截骨方式

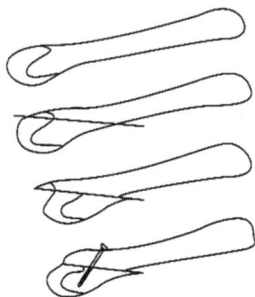

图 2-41　术 B 截骨方式

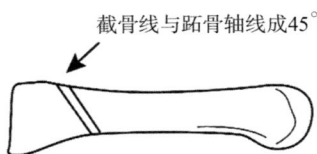

图 2-42　术 C 截骨方式　　　图 2-43　术 D 截骨方式

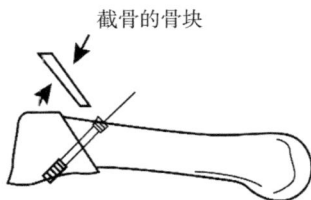

14. 中药促进骨愈合的研究

骨折分期的辨证施治方法是中医治疗骨折的一大特色，是前人经过不断总结发展而来的。中医骨伤学家总结的骨折三期辨证治疗，成为中医药治疗骨折的指导原则。既往研究较多为临床疗效的初步观察，而且均是中药汤剂组与空白对照组、单味中药与空白对照组或某种中成药与空白对照组之间的相互比较，所以认为不分期的一期治疗或二期治疗能够促进骨折愈合，但均不能充分说明一期治疗与二期治疗的效果强于三期治疗的效果。

本团队通过分析家兔双侧桡骨中下 1/3 旋前圆肌远端 3 mm 横断骨折的 bFGF、TGF-β、VEGF、BMP-2 及 bFGFmRNA、TGF-βmRNA、VEGFmRNA、BMP-2mRNA 的基因表达，细胞因子的表达及其分布规律的影响情况，从分子水平层次对家兔桡骨下段骨缺损的愈合进行分期，进而从组织、细胞与分子水平系统地阐明中医骨折分期治疗对骨折愈合的促进作用及其机制，确定最佳的分期治疗方案，阐明中医骨折分期治疗的原则，从现代医学的角度为中医药分期治疗骨折提供了更为科学的理论根据，指导骨折的治疗。

我们通过研究发现：①在家兔骨折愈合过程中，无论从免疫组化还是原位杂交检查中，中药都能够促进骨折愈合过程中不同组织的 bFGF、TGF-β、VEGF、BMP-2 的表达，这可能是中药促进骨折愈合的机制之一；②骨折三期治疗在不同组织中都有促进 bFGF、TGF-β、VEGF、BMP-2 及 bFGFmRNA、TGF-βmRNA、VEGFmRNA、BMP-2mRNA 表达的作用，这是骨折三期治疗促进骨折愈合的作用机制之一，更显示出骨折分期治疗的必要性；③骨折愈合过程中的二期组，其 bFGF、TGF-β、VEGF、BMP-2 及 bFGFmRNA、TGF-βmRNA、VEGFmRNA、BMP-2mRNA 的表达无论在峰值水平还是峰值时间上都有显著改善，因此，骨折二期是骨折分期治疗中的最佳时期。

（三）学术观点及特色

1. 学术观点

温建民教授根据 40 余年的中西医结合微创技术治疗拇外翻的临床经验及科研经历，提出了"天地人和，中西融通；脏腑辨证，气血为要；术药并施，筋骨调衡"的学术观点。

2. 学术特色

拇外翻的既往治疗中，中、西医均疗效欠佳，温建民教授提出拇外翻是第一跖趾关节慢性、进行性的不可逆脱位，属于"筋出槽、骨离缝"的病理改变，他根据阴阳筋骨理论，创立了微创治疗拇外翻诊疗方案：微创截骨手法整复术、裹帘外固定、中药运用、康养调护等技术。在踇外翻基础研究中，找到6个相关染色体区域，多是与骨骼和肌肉发育相关的基因；通过组织病理学及免疫组化研究，首次发现踇外翻内侧组织呈现以修复为主的广泛性慢性炎症反应，受到了国内外专家的关注。

对于跖痛症的治疗，既往中、西医均缺乏规范诊疗方案，温建民教授通过临床及影像研究将跖痛症划为四个分期并提出相应的治疗方法。抓住该病"跖骨头下陷"这一关键病机，提出"陷者升其位""高者就其平"的治疗原则，并构建了跖痛症的诊疗体系，包括诊断、分期、手术、中药应用、术后康养调护等，并成为行业临床路径和诊疗方案在全国发布使用。

他还提出骨折二期是中药治疗骨折的最佳时期，并从临床、影像、组织和分子生物学四个方面，组织、细胞、分子三个层次，骨折愈合的诱导、增殖和分化三个环节，对中医药治疗骨折愈合的机制和不同分期方法进行系统的研究，为中医药促进骨折愈合提供了科学依据。

二、中西医结合治疗骨伤科疾病的学术思想

温建民教授作为一名中医骨伤科医师，学习经历丰富，中西医兼修。他既有在广州中医药大学跟随岭南学派医家的本科学习经历，又有在中国中医科学院骨伤科研究所跟随尚天裕、孟和、朱云龙等名师的临床学习经历，还得到了天池伤科流派

代表刘柏龄的手法传授。另外，他在澳大利亚悉尼进修期间还受到了 J. Eills 教授的现代骨科知识的熏陶。温建民教授长期担任望京医院骨关节二科的主任，在临床工作中，以中医为本，中西医并重，逐渐形成了自己的学术思想。他的学术思想可概括为：天地人和，中西融通；脏腑辨证，气血为要；术药并施，筋骨调衡。

传统的中医强调辨证论治和整体观念，西医也有与之相对应的概念，这种理念在任何时代都是有其科学性和先进性的，但是具体的疾病诊断和治疗的方法是会随着环境的变化、社会的发展、科学的进步而变化的。新时代的中医医生也要跟上时代的步伐，学习新技术，了解新动态，要弘扬中医，必须要创新。温建民教授在长期的临床工作中，意识到守正创新、中西并举的重要性和实用性。

（一）中西医结合骨科的优势

中医不仅仅是传统医学，更是中国医学，是中国人根据传统文化、思维吸纳民族的先进知识而建立的医学。中西医结合是我国医学科学发展的独特优势，是继承发展我国传统医学的重要途径。

中西医结合的内涵就是运用、吸收中医和西医的理论、技术、方法，结合现代医学技术，研究人体的生理、病理和疾病的诊断、治疗、预防的一门科学，是在西医进入中国后逐渐形成的。在骨伤科领域，无论是中医还是西医，都要涉及解剖学、生物力学，有很强的相容性，温建民教授认为在骨科领域的中西医结合更为简单，也更加容易碰撞出火花。

（二）中西医结合骨科发展思路的一点想法

20 世纪 50 年代我国与西欧一些骨科学者都对当时骨折治疗提出挑战，西欧学者成立了内固定研究学会（Arbeitsgemeinschaft für Osteosythese，AO），强调骨折块间的加压固定，其早期治疗的原则是：①骨折的解剖学对位；②坚强的内固定；③无创操作技术；④伤肢早期主动无痛的活动。这些观点对骨折内固定技术及器材研制方面的发展起到了推动作用，AO 学派一直坚持临床与科技研发相结合，科技产品和市场推广相结合，所以在发展过程中，陆续发现了一些致命的缺陷和问题。在发展与反思后，AO 学派逐步认识到，一味追求坚强固定与解剖对位并不能促进骨折坚强愈合，于是从强调解剖学固定的观点，逐渐演变到以生物学为主的观点，即 BO（Biological Osteosynthesis）理念，其核心思想是在骨折内固定同时，充分保护骨折局部的血供，坚强固定而不加压以保证骨折愈合。由于其系统有持续的研发能力和市场推广能力，其产品也在根据技术的进步而不断更新，其理念也同时不断得到推广。

中国接骨学（Chinese Osteosynthesis，CO 学派）的初衷是追求实现 Clay Ray Murray 提出的理想骨折疗法："用仁慈无损伤的办法让骨折对位，将骨局部固定而不影响关节活动，让患者在骨折愈合期间能生活得像正常人一样。"其治疗原则"动静结合，筋骨并重，内外兼治，医患合作"是从哲学高度认识疾病与指导治疗实践的典范。在此原则指导下，中国接骨学在骨科临床领域，创造性地推出了许多新的理论成果，发明了许多新的治疗器械和治疗方法。但至今 CO 的影响力不及 AO，没有成为主流。这其中的原因值得思考。温建民教授从中西医结合微创技术治疗踇外翻及相关畸形的成果得到启发，逐渐形成自己的中西医结合骨科的发展思路。其中第一步是方法的创立，即在临床总结经验的基础上，形成成熟的技术或手术方法；第二步是价格的确定，一旦技术成熟稳定，在保证基本支出的情况下，确立合理的且医生、患者和医保部门三方均能接受的价格，这种思路完全符合国际上的各个国家都在运行的按病种付费的卫生经济学的运行模式；第三步就是医保的进入，基于合理的价格，进入医保系统会很顺利，医院也会获得长期稳定的病源和收入；第四步是器械的开发，这个必须有重大课题的支撑和医疗企业的研发资金，出于对充足的病源和稳定的医保市场的信心，企业会在相关课题的研究基础上投入研发资金，不断更新迭代，降低成本，形成系列的相关产品；第五步是推广，即推广医疗技术和产品，通过各种会议、学习班、培训班，将技术先行推广，在完成一定区域的覆盖以后再进行相应产品的推广。

（三）退行性病变的中西医结合治疗

传统中医骨伤科主要是手法整复骨折脱位，推拿按摩治疗筋伤，中药内服外用治疗骨病等，但现在中国进入老龄化社会，平均寿命显著延长，生活方式发生改变，劳动强度显著下降，关节疾病、慢性脊柱疾病等退行性病变增多。传统的农业时代，骨关节可能受到的侵害就是寒（低温）、湿（潮湿）、风。现代社会则要考虑到很多其他因素，主要有：①年龄显著延长后各种组织的退变导致的疼痛和功能障碍；②生活工作方式改变带来的理化损伤，重金属、有机物、放射物质的污染和侵害，日益增多的中西药物的不良反应，饮食结构的变化，水、空气的改变，各类心理、精神症状的影响；③户外劳动的强度严重下降导致的整体骨骼肌肉强度的下降等。致病因素的复杂多变，就更加凸显出所谓的整体不仅是一个生物个体，还应该涉及心理、生理、社会环境的方方面面，医生需要了解的相关知识范围必须扩大，还停留在以前的知识结构中是远远不够的。

上述各种致病因素的核心生理改变是全身各组织的退行性病变，骨骼、软骨、肌腱、韧带等各种组织都会在中年以后发生退变撕裂，从而产生慢性疼痛和功能障碍。治疗骨关节疾病的核心转变成了抗衰老，西医学也相应产生了一门新兴医学——再生医学，骨科领域的重大疾病的攻关也从创伤、感染、关节疾病转到了肌少症等老化性疾病。而对于抗衰老，传统中医很早就在导引、气功、中药等方面积累了很多经验，其中中医骨伤科的导引、八段锦、太极拳等锻炼方法都是已经被证明行之有效且安全无害的锻炼方法，现在的研究仅仅再次证实了锻炼是抗衰老的最有效手段，关键的问题是如何推广和实施。另外，温建民教授也不排除用先进的手术手段来治疗退行性疾病，他是中医骨伤界最早开展人工关节置换技术治疗终末期关节炎的医生之一。但温建民教授强调通过在社区普及推广中医传统锻炼方法来延缓骨关节退行性疾病，随着自媒体时代的到来，中医各种抗衰老的锻炼方法得到进一步普及。

（四）对中西医结合骨科医生的要求

温建民教授认为，中医骨伤科医师不仅要懂中医、会开中药、会针灸、会正骨手法，还要会手术、掌握相关的西医学的知识。这种对于医生的高水平要求基于两点：①正如我们上面所讲述的那样，时代的变化，疾病谱的变化，各种新型技术的出现，要求中西医结合骨科医生必须要不断学习，在掌握中医学的基本知识和技能以外，对于现代医学的手术学、解剖学、生物力学、材料学，甚至现在的人工智能都要有所掌握；②中西医结合治疗骨科疾病同样强调辨证论治，根据不同病情选择最佳的治疗方式，如中药、针刀、功法锻炼或者手术，手术仅仅是其中一种手段，不是唯一手段，这也是中西医结合骨科疗效要优于西医骨科的一个重要特征。

（五）中西医结合骨科的变与不变

随着老龄化时代和人工智能时代的到来，骨科疾病谱发生巨大变化，给中西医结合骨科医生带来新的考验，但温建民教授认为，包括骨科在内，所有医学技术的发展都是螺旋式上升的，很多现在看来已经没有用的技术和理念，我们认为被淘汰的东西可能又会在新时代重新被使用，正像这些年来发现的治疗疟疾感染的药物或许有助于治疗艾滋病一样，很多中医学古老的药物和方法都可能焕发新生。温建民教授指出：无论时代如何变化，中医学的辨证论治和整体观是不变的，这种治疗疾病的思路对于中西医结合骨科十分重要，而且对于疾病的治疗全过程和各种不同的治疗方法都有指导意义，但是不能排斥新方法和新技术，要积极接受它们，这是中国医学的最大特征之一，即用我们科学的诊断和治疗思路，吸收和接纳人类的前沿科技成果。

（六）中西医结合骨科的政策应对

①贯彻落实政策力度，确立中西医结合骨科的位置；②要制定中西医结合骨科的长期发展规划，重点在预防和治疗退行性疾病领域发力；③培养中西医结合骨科人才，中医、西医两手都要抓，现代和传统的知识都要学；④扩展中西医结合骨科医生执业范围，不能限制中西医结合骨科医生的手术范围，但是要进行严格培训并完善准入制度；⑤中西医结合教学、科研、医疗机构建设，要根据学科的总发展方向来做规划；⑥实行"一科三制"，一个中西医结合骨科的科室里，应该同时存在中医骨科医生、西医骨科医生和中西医结合骨科医生，三种不同学习背景和学习经历的骨科医生可以更好地进行中西医骨

科的融会贯通；⑦树立中西医结合成果的品牌意识，一旦形成具有特色的中西医结合骨科的特色项目，要注意加以保护和推广，要进行专利保护和行业指南的保护。

（七）传统中医正骨手法的失落与回归

传统中医正骨手法，是中医骨伤科的瑰宝，需要骨科医生的天赋、力量、触觉、空间感、解剖知识，整复的过程无法准确言传和复制，类似一种中国非物质文化遗产，面临失传的困境。现代化的医院管理，类似一个高速运转的机器，所有的环节可以监控、复制、协调，且需要高收入来运营。这种单人操作的无标准的治疗骨折的方式在现代化医院里很难生存，理由如下：①政府制定的收费标准很低；②整复位置很好确定但固定有时困难，容易再移位，甚至产生医疗纠纷；③适用范围小，只适合于上肢、小腿等处的闭合骨折，而现代交通带来的高能伤、开放伤、复合伤不能使用；④后续的复查、管理流程烦琐。

看起来传统中医正骨手法似乎没有存在的必要，但好的东西毕竟是会发光的，而且现在的情况较之前又发生了改变。首先，同欧美国家相比，我国骨科疾病的泛手术化很严重，带来的后续问题和并发症很麻烦；其次，中国步入老龄化社会，临床上需要慢节奏、无风险、低要求的骨折治疗；再次，传统文化的回归是大势所趋；最后，老百姓的收入仍然很低。这些方面都表现出了对传统中医正骨手法的需求。

提供"医患合作"是我们的前辈明显高明之处，治疗骨折过程中的沟通和互动，在现在看来也是有积极意义的。最近在欧洲，尤其是英国，医生提出了"共同决策（mutual decision）"的概念，即术前要对患者进行相关知识的宣教，以患者能够理解的通俗方式解释我们准备进行的治疗，包括药物或手术，提供给患者几种不同的治疗方式，并将各种方式的优缺点先告知患者，包括现代的、传统的、自然的方法，然后由患者和家属选择合适的治疗方法。这改变了传统的医生精英式的思维模式，不是以灌输和告知的方式进行医患沟通，而是以讨论的方式和患者进行沟通。这是更符合人的社会、心理、生物集合模式的，不是冰冷的，而是温暖的。随着中国社会的稳定发展，医疗模式肯定会从十几年前的激进行为中逐渐冷静下来，会有更多人文关怀，更少逐利色彩。我们也应该提倡"共同决策"，对于骨折的治疗，患者完全有权利选择进行手法正骨这种自然疗法。

三、跖痛症的诊疗体系

（一）诊断

1. 疾病诊断

（1）中医诊断标准。参照《中医骨伤科学》《足踝外科学》《中西医结合微创技术治疗踇外翻》拟定诊断标准。

1）前足第 2～4 跖趾关节单个或多个跖骨头下胼胝体形

成，行走时疼痛加重，劳累后明显，休息后减轻，疼痛性质多为刺痛、胀痛或隐痛等。

2）慢性起病，逐渐加重或反复发作。

3）常见跖趾关节肿胀、压痛，遇寒则重，常伴有踇外翻、跖趾关节脱位以及锤状趾、叉状趾畸形等，舌暗、苔白，脉弦紧。

4）X线表现。足正位X线片显示跖趾关节间隙正常或消失，脱位者近节趾骨基底部与跖骨头重叠，近节趾骨可向内或外倾斜。侧位X线片显示脱位者可见跖趾关节背伸，近节趾骨脱位于跖骨头背侧，还可见到近端趾间关节屈曲等锤状趾的表现。

（2）西医诊断标准。参考《外科学》《中西医结合微创技术治疗踇外翻》。

1）主诉前足底疼痛，前足第2~4跖趾关节单个或多个跖骨头下胼胝体形成疼痛，行走时疼痛加重。

2）查体见相应跖骨头下方压痛。

3）跖趾关节可有肿胀、疼痛、压痛，常伴有踇外翻、跖趾关节失稳、脱位以及锤状趾、叉状趾畸形。

4）X线表现。足正位X线片显示跖趾关节间隙正常或消失，脱位者近节趾骨基底部与跖骨头重叠，近节趾骨可向内或外倾斜。侧位X线片显示脱位者可见跖趾关节背伸，近节趾骨脱位于跖骨头背侧，还可见到近端趾间关节屈曲等锤状趾表现。

2. 分期标准

根据临床表现及 X 线片表现将其分为四期。

Ⅰ期：前足第 2~4 跖趾关节单个或多个跖骨头下疼痛，行走时疼痛加重，可见踇外翻。足部 X 线片显示跖趾关节间隙大致正常。

Ⅱ期：前足第 2~4 跖趾关节单个或多个跖骨头下疼痛，行走时疼痛加重，胼胝体形成，可见踇外翻。足非负重位 X 线片显示跖趾关节间隙大致正常，负重位 X 线片显示跖趾关节间隙变窄或消失；或足 MRI 显示跖板有损伤。

Ⅲ期：前足第 2~4 跖趾关节跖侧跖骨头下疼痛，胼胝体形成，跖趾关节失稳，压痛明显，偶见叉状趾畸形，可见中度踇外翻。足非负重位 X 线片显示跖趾关节间隙变窄或消失，负重位 X 线片显示近节趾骨基底部与跖骨头稍重叠。

Ⅳ期：前足第 2~4 跖趾关节跖侧跖骨头下疼痛，常伴有跖趾关节失稳、脱位以及锤状趾、叉状趾畸形，影响正常行走，常合并有重度踇外翻。足非负重位 X 线片显示近节趾骨基底部与跖骨头重叠。

3. 证候诊断

（1）风寒痹阻证。前足第 2~4 跖趾关节跖侧跖骨头下窜痛，跖趾关节僵硬，活动不利，恶寒畏风，遇寒加重。舌淡红、苔薄白，脉弦紧。

（2）气滞血瘀证。前足第 2~4 跖趾关节跖侧跖骨头下刺痛，痛处固定，常伴有外伤史。舌质暗，脉弦。

（3）痰湿阻络证。前足第 2~4 跖趾关节跖侧跖骨头下疼痛肿胀，头晕目眩，头重如裹，纳呆。舌暗红、苔厚腻，脉滑。

（4）肝肾不足证。前足第 2~4 跖趾关节跖侧跖骨头下疼痛，伴有耳鸣耳聋，腰膝酸软，失眠多梦。舌红、苔少，脉弦。

（二）治疗方法

1．辨证论治

（1）风寒痹阻证。

治法：祛风散寒，通络止痛。

推荐方药：羌活胜湿汤加减。用药包括羌活、独活、藁本、防风、炙甘草、川芎、蔓荆子等。或具有同类功效的中成药（包括中药注射剂）。

（2）气滞血瘀证。

治法：行气活血，通络止痛。

推荐方药：桃红四物汤加减。用药包括桃仁、红花、熟地黄、当归、白芍、川芎等。或具有同类功效的中成药（包括中药注射剂）。

（3）痰湿阻络证。

治法：祛湿化痰，通络止痛。

推荐方药：半夏白术天麻汤加减。用药包括半夏、天麻、白术、茯苓、橘红、生姜、大枣、甘草等。或具有同类功效的中成药（包括中药注射剂）。

（4）肝肾不足证。

治法：补益肝肾，通络止痛。

推荐方药：肾气丸加减。用药包括附子、桂枝、干地黄、山萸肉、山药、泽泻、茯苓、牡丹皮等。或具有同类功效的中成药（包括中药注射剂）。

2. 特色疗法（非手术治疗）

特色疗法包括动态三维个体化足垫、针刀、封闭、手法按摩、体针、耳针、穴位贴敷、中药热罨包疗法等。

3. 手术治疗

术前进行体格检查，实验室检查，心电图、胸部 X 线检查、步态检查；填写手术知情同意书；数码相机拍摄双足外观像。

术前予清热解毒的三黄汤合五味消毒饮加减（生大黄、黄连、黄柏、苦参、蛇床子、川牛膝、蒲公英、紫花地丁、甘草等）浴足。每天 2 次，每次 20 分钟，浴足 2~3 天，若有足癣，可适当延长浴足时间。

（1）手术方法。

1）术 A：责任跖骨头颈微创截骨手法抬高术。

【适应证】Ⅰ期跖骨痛（经保守治疗无效）患者。

【手术操作要点及步骤】用小圆刀在要进行截骨的跖骨头

颈背侧做纵行切口；切开皮肤皮下后，用小骨膜剥离器剥离骨膜，将削磨钻在跖骨头颈部进行横行截骨，冲洗切口；手法抬高截骨远端，跖侧足底放置一小块纱布，以给予适当的上抬力量；包扎。

2）术 B：责任跖骨头颈切开截骨抬高术。

【适应证】 Ⅱ 期跖骨痛患者。

【手术操作要点及步骤】于病变跖趾关节背侧做切口，逐层分离显露跖趾关节，松解关节囊，于背侧切开关节囊，跖屈脱位跖趾关节，摆锯自跖骨头背侧关节缘处行第一次截骨，截骨线与足底平行；在第一次截骨线的近端 2～3 mm 处行第二次截骨，截骨面与第一次截骨面成 10° 左右夹角，取下楔形骨片；截骨完毕后将远端跖骨块向近端推移并抬高，推移距离与抬高程度根据疼痛程度及相邻跖骨长度决定，垂直截骨面有限固定。如跖板损伤者，行跖板修复术。

3）术 C：责任跖骨基底截骨短缩内固定术。

【适应证】 Ⅲ 期跖骨痛患者。

【手术操作要点及步骤】于相应跖骨近端背侧做切口，显露跖骨。摆锯于跖骨基底部近端背侧向远端跖侧呈30°～45°斜形截骨，在远端跖骨近侧平行于上一截骨线做二次截骨，取出中间跖骨块，短缩长度视脱位的程度而定。对位跖骨截骨端，检查跖趾关节复位与否，以及各跖骨的排列及横弓恢复情况，将截骨端置于适当位置，垂直截骨面加压固定。

4）术 D：责任跖骨基底截骨短缩内固定 + 跖趾关节切开复位克氏针固定术。

【适应证】Ⅳ期跖骨痛患者。

【手术操作要点及步骤】截骨方法同术 C。于跖趾关节背侧做切口，松解关节囊，复位跖趾关节，自截骨端穿入 1 枚直径 1.5 mm 的克氏针固定复位跖趾关节，调整好截骨远端跖骨位置后，垂直截骨面加压固定。合并固定锤状趾可在穿入克氏针前，行近节趾间关节成形术。

（2）术后外固定（裹帘外固定法）。

术 A：于责任跖骨头跖侧放置一 1 cm×1 cm 小块纱布，厚约 5 mm，以给予责任跖骨头适当的上抬力量，予 4 列宽绷带缠绕前足 3 圈后绕踝从足背过责任跖骨头一侧趾蹼，由跖侧从足内侧纵弓绕回足背，再绕踝由足背过责任跖骨头另一侧趾蹼，以此反复 3 圈，使责任跖趾关节保持中立位，最后用宽胶带固定纱布。

术 B、术 C、术 D：予 4 列宽绷带缠绕前足 3 圈后绕踝从足背过责任跖骨头一侧趾蹼，由跖侧从足内侧纵弓绕回足背，再绕踝由足背过责任跖骨头另一侧趾蹼，以此反复 3 圈，使责任跖趾关节保持中立位，最后用宽胶带固定纱布。

（3）术后中药的辨证应用。

桃红四物汤加减：桃仁、红花、当归、生地黄、赤芍、川芎、防风、黄柏、枳壳、乳香、川萆薢、生甘草等。功能活血化瘀，消肿止痛。手术后 1~2 周水煎内服，或口服颗粒剂。

六味地黄汤加减：熟地黄、山萸肉、淮山药、茯苓、泽泻、生黄芪、当归、赤芍、续断、骨碎补、枳壳、煅自然铜、炙甘草等。功能补肾壮骨，调补气血。手术后 3~12 周水煎内服，或口服颗粒剂。

术后外洗方加减：宽筋藤、钩藤、忍冬藤、王不留行、刘寄奴、防风、大黄、荆芥等。术后 6 周去除外固定包扎后，水煎外洗足部，以活血消肿，舒筋活络，增加关节活动度。每日 2 次，每剂药可熏洗 1~2 天，7~10 天为 1 个疗程。

（4）术后"三结合"康复原则与理筋手法应用。术后练功遵循"三结合"原则，即医患配合、主动与被动结合、动静结合。

摆动练习：行踝关节屈伸活动及踝关节环绕运动，以活动踝关节及牵拉小腿肌肉，手术当日即可行，每天 6~8 次，每次 5~10 分钟。

足趾背伸、跖屈练习：足趾主动背伸、跖屈，活动跖趾及趾间关节，重点以活动责任跖趾关节为主，每天 6~8 次，每次 5~10 分钟。

患肢肌肉等长收缩训练：每日 6~8 次，每次时间以不引起肌肉过度疲劳为宜，一般需5~10 分钟或更长。

跖趾关节的理筋手法：患者取仰卧位，患肢屈膝，术者面向患者站立，上方手放在跖骨上，拇指在足底，示指放在足背，下方手放在相应的趾骨近端，拇指在足底，示指在足背，上方手固定，下方手将趾骨上下推动并维持，使关节增加活动。此法一般在术后 6 周开始进行，指导患者自行操作。

4. 西药治疗

出现感染症状者，合理应用抗生素；出现下肢静脉血栓者，采用溶栓及抗凝治疗；出现其他并发症采用对症治疗。

5. 护理调摄要点

心理护理：耐心向患者讲解踇痛症的病因和治疗方法等，使患者抛开顾虑，积极配合护理。

生活方式指导：①避免长期负重，术后 6 周可下地，保持生活自理；②平卧时抬高患肢，高于心脏水平；③饮食以清淡为主，避免膏粱厚味。

（三）疗效评价

1. 一般项目观察方法

踇痛症患者分别于治疗前及手术后 3、6、12 个月复诊时进行检查。检查 VAS 疼痛评分、压痛指数、ACFAS 评分、关节活动度，观察踇骨头下压力变化情况（必要时可行步态压力测试）。

2. X 线片的观察方法

患者 X 线检查非常重要，它决定了病情的分度和手术方案的选择。患者术前常规拍摄足部非负重位和负重位两套 X

线片，以做对比。

（1）非负重位摄片方法。受试者坐在椅子上，双足垂直放于 X 线片盒上，膝关节屈曲，小腿垂直于地面，X 线投照方向与人体纵轴成 15°，球管距片盒 1 m。如果单足摄片，则中心光束对准足舟骨外侧部；如果双足摄片，则中心光束对准两舟骨之间位置。摄片条件：50 kV，6mAs2。

（2）负重位摄片方法。受试者站于 X 线片盒上，膝关节伸直，小腿垂直地面，X 线投照方向与人体纵轴成 15°，球管距片盒 1 m。如果单足摄片，则中心光束对准足舟骨外侧部；如果双足摄片，则中心光束对准两舟骨之间位置。摄片条件：50 kV，6mAs2。

X 线检查应于治疗前及术后定期进行。X 线检查具体观察和测量方法如下。①术前 X 线分度方法的判定：由三名具有副高职称及以上从事足踝骨科工作的医师组成专门的 X 线观察评判组，独立对跖痛症跖趾关节的 X 线分度进行判定，判定结果采用少数服从多数的原则，对有争议的片子进行三方协商确定。②术后 X 线观察：手术后及术后 2 周内主要观察截骨端位置、跖趾关节复位情况、内固定物位置及是否恢复了协调的 Maestro 曲线等。术后 2 周后主要观察截骨端愈合情况，如有无延迟愈合、不愈合和畸形愈合，同时观察跖趾关节有无再脱位，内固定物有无松动、断裂等。

3. 步态压力检测观察方法

此方法采用步态压力测试系统。测试前记录受试者性别、年龄、职业、住址等一般信息。测量受试者身高、体重以及足长、足宽等相关信息，并录入系统存储。

分别观察患者术前及术后 3、6、12 个月复查时病变跖骨头下压力变化。①静态测试观察方法：静态站立时观测病变跖骨头下压力，分别测量 3 次，记录并取平均值。②动态测试方法：步态周期中观测病变跖骨头下最大冲量，分别测量 3 次，记录并取平均值。

4. 症状积分统计

治疗前积分为治疗前各项得分之和。

治疗后积分为最后就诊各项得分之和。

疗效指数 =（治疗前积分 - 治疗后积分）÷ 治疗前积分 ×100%。

优：症状体征消失或基本消失，疗效指数 ≥90%；ACFAS评分 ≥90 分。

良：症状体征明显改善，70% ≤疗效指数 <90%；80 分 ≤ACFAS 评分 <90 分。

可：症状体征均有好转，30% ≤疗效指数 <70%；60 分 ≤ACFAS 评分 <80 分。

差：症状体征无明显改善，疗效指数 <30%；ACFAS 评分 <60 分。

参考文献

[1] 韩金昌，温建民，孙卫东. 中西医结合微创治疗踇趾外翻临床应用进展 [J]. 现代中西医结合杂志，2014，23（10）：1132 – 1134.

[2] 毕春强，温建民，孙卫东，等. 踇外翻中西医结合微创治疗中"裹帘"法外固定的理念探讨 [J]. 中医正骨，2016，28（4）：67 – 71.

[3] 温建民. 中西医结合微创技术治疗踇外翻 [M]. 北京：人民卫生出版社，2010：148 – 149.

[4] 温建民，张连仁，翁春华，等. 小切口翻修术治疗踇外翻术后复发畸形 [J]. 中华骨科杂志，2001，21（3）：143 – 144.

[5] 温建民，桑志成. 小切口手法治疗踇外翻临床研究——附 535 例（986 足）研究报告 [J]. 中国矫形外科杂志，2002，9（1）：26 – 29.

[6] 戴鹤玲. 中西医结合微创技术治疗踇趾外翻诊疗规范化研究 [D]. 北京：中国中医科学院，2008.

[7] 孙卫东，温建民，胡海威，等. 微创截骨治疗踇外翻的远期疗效分析 [J]. 中华骨科杂志，2010，30（11）：1133 – 1137.

[8] 王朝鲁，周玉娟，温建民，等. 中医理论在踇外翻家系基因研究中的应用 [J]. 中医杂志，2016，18（9）：1741 – 1745.

[9] 温建民，梁朝，佟云，等. 遗传因素与踇外翻相关性的临床研究 [J]. 中国矫形外科杂志，2006，07：516 – 518.

[10] 孙卫东，温建民. 微创治疗踇趾外翻截骨稳定与愈合的原理 [J]. 中国骨伤，2016，29（3）：30 – 33.

[11] 佟云，温建民，孙卫东，等. 踇外翻疼痛与足太阴经筋病的相关性

研究 [J]. 中国中医基础医学杂志, 2011, 6 (17): 658.

[12] 桑志成, 温建民, 钟红刚, 等. 正常足与外翻足跖骨头下压力与足部负重比例变化的关系 [J]. 中国矫形外科杂志, 2003, 11 (7): 474 – 475.

[13] 温建民, 韩金昌, 孙卫东, 等. 可吸收钉内固定治疗跖痛症临床疗效分析 [J]. 中国矫形外科杂志, 2015, 23 (01): 17 – 21.

[14] 常程, 乔治, 温冠楠, 等. 跖外翻术后行"裹帘法"外固定对截骨端稳定性的影响 [J]. 中华中医药杂志, 2017 (05): 2325 – 2328.

[15] 毕春强, 温建民, 孙卫东, 等. 静态有限元法分析基于"裹帘"法外固定跖外翻术后截骨端的稳定性 [J]. 中国组织工程研究, 2016, 20 (22): 3294 – 3300.

[16] 边蔷, 胡海威, 温建民, 等. 足部相关肌肉, 肌腱组织材料弹性模量的测定 [J]. 中国组织工程研究, 2015, 19 (12): 1919 – 1923.

[17] 温建民, 孙卫东, 成永忠, 等. 基于 CT 图像跖外翻足有限元模型的建立与临床意义 [J]. 中国矫形外科杂志, 2012, 8 (1): 26 – 29.

[18] 孙卫东, 胡海威, 温建民, 等. 第 1 跖骨颈部微创截骨联合分趾垫和"8"字绷带外固定治疗跖外翻的有限元分析 [J]. 中医正骨, 2014, 26 (4): 3 – 6.

[19] 常程. 基于"裹帘"法外固定跖外翻术后截骨端成纤维细胞受力环境模拟的研究 [D]. 北京: 北京中医药大学, 2017.

[20] 王蓓. 跖外翻病因病理研究进展 [D]. 北京: 北京中医药大学, 2008.

[21] 温建民, 佟云, 韩凤岳, 等. 跖外翻第 1 跖骨头内侧骨赘及其附着组织的病理组织学观察 [J]. 中国骨伤, 2008, 12: 883 – 885.

［22］温建民，孙卫东．"骨离缝、筋出槽"对踇外翻诊疗的指导意义
　　　［J］．中医杂志，2007，10：877－878．

［23］孙卫东，温建民，胡海威，等．康复疗法在中西医结合治疗踇外翻
　　　术后应用［J］．现代中西医结合杂志，2010，19（22）：2731－2733．

［24］桑志成，温建民，孙卫东，等．中西医结合微创技术治疗踇外翻的
　　　几点思考［J］．中国中医骨伤科杂志，2010，18（5）：59－60．

［25］毕锴，温建民，董颖．阴阳、筋骨理论在中西医结合微创技术治疗
　　　踇外翻中的应用［J］．中医杂志，2015，14：1202－1204．

［26］胡海威，孙卫东，蒋科卫，等．中西医结合微创技术治疗踇外翻术
　　　后转移性跖痛症危险因素的 Logitstic 回归分析［J］．中国医药科
　　　学，2012，2（24）：9－11．

［27］胡海威，孙卫东，蒋科卫，等．踇外翻术后转移性跖痛症的研究进
　　　展［J］．中国医药科学，2012，2（25）：51－54．

［28］韩金昌，温建民，耿成武，等．跖骨近端短缩跖趾关节复位术治疗
　　　跖痛症合并重度跖趾关节脱位临床疗效分析［J］．中国骨与关节
　　　损伤杂志，2013，28（8）：740－742．

［29］温建民，张玉亮，孙卫东，等．微创截骨跖骨头抬高术治疗跖趾关
　　　节无脱位型跖痛症的临床疗效分析［J］．中国中医骨伤科杂志，
　　　2016，07：44－46．

［30］张玉亮，温建民，孙卫东，等．责任跖骨头斜行截骨术治疗跖趾关
　　　节未脱位型跖痛症［J］．中医正骨，2016，28（2）：55－58．

［31］孙卫东，李晏乐，温建民，等．基于 X 线分度的跖痛症临床治疗方
　　　案研究［J］．中国骨与关节损伤杂志，2017，32（2）：168－171．

第三章　临床经验

一、膝骨关节炎"绿色套餐疗法"治疗经验

温建民教授以其中西医结合思维的敏感性，很早就意识到以膝骨关节炎（knee osteoarthritis）为代表的骨与关节退行性疾病的时代到来。因此，早在 1998 年就在中医骨伤界最早开展人工膝关节置换手术，又在 2007 年将原骨伤科研究所的老专家的一些治疗膝骨关节炎的手法整理并申请课题，并广泛应用于临床。在后来的临床工作中逐渐形成了一套完整的治疗膝骨关节炎的绿色套餐疗法。

温建民教授在总结前人运用中医药治疗膝痛的丰富的临床经验基础上，结合现代临床，提出了膝骨关节炎"绿色套餐疗法"。以中医内外兼治、动静结合、筋骨并重、医患合作思想为纲，辅以现代临床治疗手段，制订了以下治疗方法。

（一）健康教育

健康教育最基本的是让患者对膝骨关节炎的基本生理、病理知识有一定了解，主要是了解本病以软骨退变为主，不能逆转，需与之长期共存。其核心的防控原则是控制体重、生活起居规律、长期坚持锻炼，尤其是有氧运动，注意防寒保暖，避

免受伤等。其中尤其强调体育锻炼对于膝骨关节炎的重要性，提倡在基层推广中医传统养生的八段锦、太极拳等简便易行的锻炼方法。

（二）内治法

此法适应于各期膝骨关节炎，膝骨关节炎可以按照中医辨证分为如下 4 型。

1. 肝肾不足型

治则：补益肝肾，通络止痛。

代表方：六味地黄丸加减。

药物组成：

熟地黄 25 g	淮山药 12 g	茯苓 10 g
泽泻 10 g	山茱肉 12 g	牡丹皮 10 g
鸡血藤 12 g	当归 12 g	川牛膝 10 g
川续断 15 g	杜仲 15 g	甘草 10 g

2. 脾虚湿注型

治则：健脾渗湿，通络止痛。

代表方：参苓白术散加减。

药物组成：

党参 15 g	茯苓 15 g	白术 12 g
薏苡仁 15 g	山药 20 g	独活 10 g
川牛膝 15 g	姜黄 10 g	黄芪 18 g
泽泻 15 g	桂枝 10 g	甘草 10 g

3. 痰瘀阻络型

治则：活血化痰，通络止痛。

代表方：身痛逐瘀汤合二陈汤加减。

药物组成：

桃仁 10 g	红花 10 g	川芎 10 g
当归 12 g	秦艽 15 g	羌活 12 g
香附 12 g	川牛膝 15 g	干地龙 15 g
陈皮 10 g	半夏 10 g	茯苓 15 g
甘草 10 g		

4. 湿热下注型

治则：清热利湿，通痹止痛。

代表方：宣痹汤加减。

药物组成：

防己 15 g	薏苡仁 15 g	蚕砂 12 g
连翘 15 g	栀子 10 g	滑石 30 g
赤小豆皮 10 g	黄柏 12 g	川牛膝 15 g
生甘草 10 g		

（三）外治法

此法适用于各期膝骨关节炎，由于简便易行，没有内服药的副作用，有很好的即时效应，容易被患者所接受，包括外贴膏药、中药煎剂外洗、针灸、中药离子导入等。中药煎剂外洗法多用祛风除湿散寒、活血通络止痛类中药组方，结合现代化理疗设备，还可用离子导入、浴箱内熏蒸等方法，使其能更好地作用于患处。针灸法分为毫针针刺法、刺络拔罐法、火针、温针灸拔罐法、水针穴位注射法等，在取穴上以局部取穴为主，结合循经取穴。

（四）铍针和针刀疗法

铍针和针刀是将针刺疗法和外科闭合性手术疗法融为一体的疗法。通过对关节周围痛点的针刺、切割、剥离等处理，达到治疗目的，具有活血化瘀、疏通经络的作用。操作主要在关节外的肌腱、韧带、关节囊和骨骼的附着点及其滑液囊处进行，不能进行关节内的侵入。各期膝骨关节炎均可酌情使用，可以有效缓解关节以外的疼痛。

（五）手法治疗

温建民教授治疗膝骨关节炎的六步手法，是根据膝关节解剖特征进行的总结归纳，适用于轻、中度膝骨关节炎。

手法通过放松软组织、松解粘连、解除交锁，而增加关节活动度，改善膝关节应力状况，消除关节内外炎症，减轻关节与骨内压力，为软骨的修复创造有利条件。

手法基本过程：①揉按、提拿股四头肌远端，双手搓、挤压膝关节内外侧；②点按梁丘、血海、内膝眼、外膝眼（犊鼻）、足三里；③研磨、推移髌骨，增加髌骨活动范围；④提拿髌骨，以指尖拿住髌骨，并向上提升 5~10 次；⑤屈伸膝关节，于最大限度时停留片刻，加做膝关节内外翻活动，增加膝关节间隙；⑥提拿、揉按下肢后侧肌肉。

（六）膝关节灌注冲洗疗法

这是一种简便易行、容易操作和值得推广的治疗方法。适用于轻度膝骨关节炎、膝骨关节炎的急性发作期、严重内科疾病无法进行手术者。

操作过程：以硬膜外穿刺针在局麻下进行膝关节穿刺，以生理盐水配合活血化瘀中药进行持续的灌洗。穿刺点分为内上、外上、内下、外下。

（七）关节镜手术疗法

由于科技不断的发展，关节镜技术已从最早的用于诊断进步到可以进行各种关节镜下的操作，现在已经广泛应用于膝骨关节炎的治疗。关节镜手术疗法的适应证包括：①轻、中度膝骨关节炎；②半月板退变引起的卡压、绞锁；③关节游离体；④髌股关节半脱位；⑤膝骨关节炎的急性发作期等。相当一部分的膝骨关节炎经关节镜手术治疗后可以获得满意效果。

（八）膝关节置换术

1. 适应证

（1）严重的膝骨关节炎。

（2）疼痛反复发作而口服药物也无法有效控制的膝骨关节炎。

（3）关节严重畸形影响正常生活的膝骨关节炎。

望京醫鏡——踇外翻及筋骨病症临证精要

2. 治疗原则

（1）预防感染原则：术前、术中、术后应用广谱抗生素；术后应用以八珍汤为主的扶正中药提升正气，增强免疫力，共同达到预防感染的目的。

（2）预防深静脉血栓原则：中西药物结合、药物和机械结合的综合预防。术前、术后、院外服用益气活血中药；术前一般性预防，如使用下肢弹力袜；术后常规使用低分子肝素预防血栓，或使用气压式动静脉泵等机械性预防措施。

（3）镇痛原则：术前开始使用镇痛药物，术后给予持续镇痛，如镇痛泵或中药镇痛。

（4）康复原则：早期进行肌肉的主动收缩锻炼，关节的主动、被动功能锻炼，配合肢体功能训练器，鼓励患者下地活动，指导患者日常动作的训练。

（5）手术操作原则：坚持无菌、微创原则。

（6）制订并印发人工关节置换康复手册。

二、颈肩腰腿痛治疗经验

温建民教授认为中医骨伤科的手法、针刺、拔罐、艾灸等保守治疗技术，中药的辨证施治与治疗急危重症的手术方法都是骨科临床诊疗过程中治疗疾病的重要方法。这些也是温建民教授在临床诊疗颈、肩、腰、腿痛等疾病中常用的方法。

温建民教授提倡骨伤科医生要同时具备中医骨科、西医骨科的相关知识，并以中医辨证论治为本，运用现代化医学手段，在精准、严谨、客观的基础上掌握病情，辨证运用按摩推拿及骨伤科手法、针灸、中药和精湛的手术方法解决临床中诸多问题，需拿出"细针密缕"的"绣花"功夫，在"知病情、治疾患"中锻造应考之能。

温建民教授认为骨伤科疾病的病因病机十分复杂。总的概括起来为虚、邪、痰、瘀。

虚为脏腑功能低下、精气不足（肾精不足、督脉亏虚），临床常见的骨关节退行性病变，病因基本都为脏腑功能低下，肝肾亏虚、气血不足等。

邪为本虚基础上复感六淫邪气（风、寒、暑、湿、燥、火），诸多感染新型冠状病毒的患者痊愈以后，均出现骨关节的相关疾病，究其原因为在脏腑功能低下时感受外邪。

痰为水液代谢障碍引起的病理产物，主要与肺、脾、肾功能失调有关。先天禀赋不足，肝肾亏虚，为病之根本；气滞痰阻，外感风寒，为病之标。例如流痰，相当于西医的骨与关节结核。《外证医案汇编》："痰凝于肌肉、筋骨、骨空之处，无形可征，有血肉可以成脓，即为流痰。"流痰以骨与关节为好发部位，病情呈慢性进程，初起无红肿热痛，后可成脓，脓液稀薄且混絮样物质，破溃后迁延难愈，容易形成窦道，常易损筋毁骨致残，甚者可危及生命。因病位不同，名有所异。发于脊背者名曰龟背痰；发于腰椎双侧者名为肾俞虚痰；发于环跳部位者名曰附骨痰；发于膝部者名曰鹤膝痰；发于足踝部者名曰穿拐痰；发于指间关节者名曰蜣螂蛀等。因其病因病机、治疗法则、辨证选方、中药配伍及预后基本一致，故统称为流痰。

瘀为血液凝滞，血液运行不畅导致气滞血瘀，如热证血瘀、寒证血瘀、气滞血瘀、气虚血瘀等。根据中医学的整体观点，须知伤虽见于外，病已及于内，伤虽见于筋骨，病已及于血气，故"治外伤当明内损，疗筋骨当虑气血"。脾为后天之本、气血生化之源，肾为先天之本，主藏精气，二者相互滋养；脾主肌肉四肢，肾主骨生髓，故补脾肾则生筋壮骨。

温建民教授认为治疗骨伤科疾病有以下5点要注意。①骨伤科疾病中筋伤的治疗为最难，骨折、脱臼为其次，所以有"宁接十骨不上一髁，宁上十髁不治一筋"之说。②辨证用药（内服、外敷、外洗）是临床实用的有效方法。③外固定的使用（小夹板外固定、裹帘外固定、外固定架、石膏外固定、铝板外固定）不可或缺。④治伤后的康养调护对患者恢复有积极意义。⑤微创与开放创口手术治疗是常用的方法。

（一）颈椎病治疗经验

颈椎病又称颈椎综合征。本病是由颈椎骨关节或椎间盘退行性改变刺激或压迫颈神经根、颈部脊髓、椎动脉或交感神经而引起的综合症候群。温建民教授常用《伤寒论》中五苓散和葛根汤来治疗颈椎病。

1. 五苓散

五苓散出自张仲景《伤寒论》，方剂组成为猪苓、茯苓、白术、泽泻、桂枝，功用为利水渗湿，温阳化气，在《伤寒论》中用于治疗膀胱蓄水证。在骨科临床中，常用于骨关节滑膜炎水肿期的治疗。如在急性期时，可加川草薢、砂仁、枳壳等行气药。

根据温建民教授在临床诊疗过程中的辨证施治经验，在颈椎、腰椎急性神经根水肿期，可在五苓散原方基础上合用方剂独活寄生汤或六味地黄丸。在治疗腰椎间盘突出时，可在原方基础上加川续断、盐杜仲、怀牛膝。在治疗颈椎病时可加葛根、白芷、鹿衔草等。温建民教授在使用五苓散时，其中茯苓用量多为 30 g，茯苓为多孔菌科茯苓属真菌的干燥菌核，是一种利水渗湿药，可疏通气机，驱除湿邪，改善水液代谢，减轻水肿，是为君药。

根据温建民教授经验，如因外伤引起的水肿，可选用活血化瘀类方剂，如桃红四物汤等。术后对于血液循环障碍引起的水肿，根据辨证施治原则，在选用五苓散的同时，可使用身痛逐瘀汤、复元活血汤等活血化瘀类的方剂。对手麻、腿麻等病进行研究时，发现五苓散合桃红四物汤可以明显改善患者的血液流动性及血管的内皮功能，通过缓解椎动脉受压程度、降低血管壁内压以及改善血管内皮的血供，调节和保护患者血管内皮功能，从而缓解患者的症状、体征。

2. 葛根汤

《伤寒论》原文记载:"太阳病,项背强几几,反汗出恶风者,桂枝加葛根汤主之。""太阳与阳明合病者,必自下利,葛根汤主之。"葛根汤组成为葛根、麻黄、桂枝、生姜、甘草、芍药、大枣,即桂枝汤减桂枝、芍药用量,再加葛根、麻黄。

葛根汤中葛根为主药,功在生津舒筋,助麻黄、桂枝解肌发表;麻黄、桂枝用于解表发汗,辛温通络;芍药、甘草用于酸甘化阴,益营缓急;生姜、大枣用于外和营卫,内调脾胃而生气血。

现代药理学研究结果证实,葛根含有的葛根黄酮苷有缓解肌肉痉挛、扩张头皮外周血管的作用。葛根汤能降低血流阻力,增加脑血流量,可显著改善内耳 - 椎动脉 - 基底动脉供血,从而对头痛、项强、头晕等症状发挥疗效。加当归、川芎以养血通络镇痛,加羌活以增强祛风散寒作用。诸药合用,共奏解肌祛风、养血通络、解痉止痛之功。温建民教授临床以本方加减治疗神经根型、椎动脉型颈椎病因感受风寒而急性发作者,屡获良效。

温建民教授曾诊治过一位颈椎病患者,其症状为头痛、颈部肌肉紧张,在颈椎 X 线、MRI 检查中未见严重问题,在了解病因后得知该患者外感寒邪后常觉颈项部不适,且症状日渐加重,其间自行口服解热镇痛类药物且采用西医治疗手段进行干预后仍未缓解。后给该患者服用葛根汤加减进行治疗，其中葛根重用至 60 g，黄芪用至 30 g，又加用鹿衔草。在服药至第 3 剂时，患者颈项部和周身倍感轻松，而后便慢慢痊愈了，该患者为本虚外感风寒之邪。

温建民教授建议使用葛根汤方时应随证加减：若寒湿偏盛可以加黑附子 10 g；上肢麻痛重者加桑枝 15 g、蜈蚣 2 条、全蝎 3 g，以温阳通络止痛；寒湿闭阻者加威灵仙 15 g、防风 15 g、独活 15 g、羌活 15 g，以疏风祛湿、舒筋通痹；气滞血瘀者加当归 10 g、丹参 10 g、川芎 10 g，以活血行气；肝肾不足者加怀牛膝 10 g、女贞子 10 g、山茱萸 10 g，以补益肝肾；气血亏虚者加黄芪 30 g、山药 15 g，以补益气血。

在葛根汤或桂枝汤中，皆有芍药与甘草二药，即芍药甘草汤，温建民教授取其酸甘化阴、调和肝脾、柔筋止痛之效，在腰腿痛的治疗中每多应用。《神农本草经》谓芍药"主邪气腹痛，除血痹，破坚积寒热，止痛，利小便，益气"。其"除血痹"即不仅能解除体内疼痛，也有解除肢体疼痛的重要作用。温建民教授认为其用量要大，一般白芍用量为 30 ~ 60 g，甘草用量减半。但白芍量大会导致大便变软，故可用炒白术或苍术反制，且炒白术或苍术可祛湿以助解表。

（二）肩周炎治疗经验

肩周炎又名五十肩、冻结肩、漏肩风，是以肩关节疼痛和功能障碍为主要症状的常见病症。常因年老体虚、气血亏损、正气不足，或因外伤、慢性劳损、复感风寒湿邪，使肩部气血凝涩，筋失濡养，经脉拘急而成。临床表现主要为肩痛和肩关节功能活动受限。温建民教授常以手法治疗，收效明显。

1. 坐位三手法

（1）用滚法或一指禅推法施于患肩前部及上臂部，以内侧为主，至肘部桡骨粗隆，配合患肢外展、内收和旋转等被动运动，5~10分钟，如图3-1。

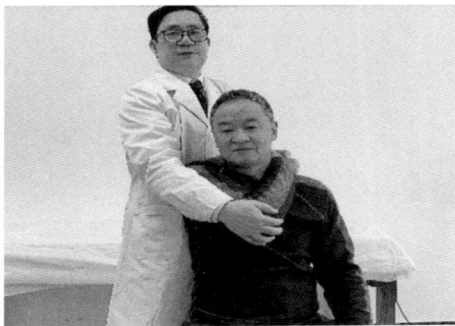

图3-1　坐位手法一演示

（2）对患肢施托肘摇扳肩法5~10次，搓、抖肩与上肢5~10次，如图3-2。

（3）嘱患者将患肢置于身后，小臂反复外旋练习摸脊柱，如图3-3。

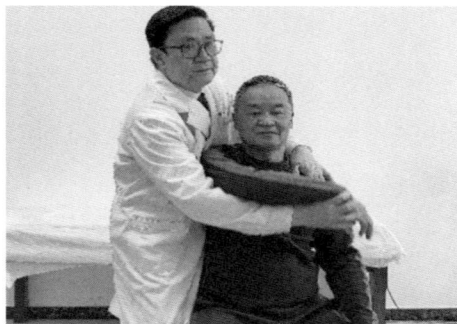

图 3 - 2　坐位手法二演示

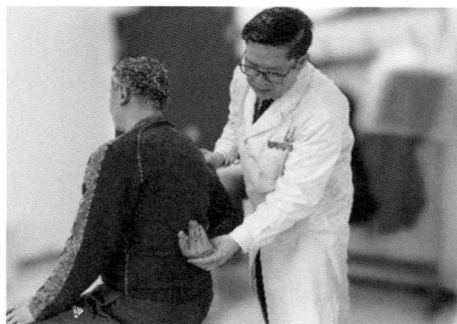

图 3 - 3　坐位手法三演示

2. 卧位三手法

（1）肩关节被动运动，如图 3 - 4。

（2）上肢拿法，如图 3 - 5。

（3）肩关节抖法，如图 3 - 6。

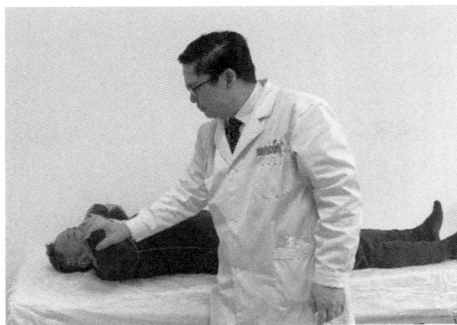

图 3 - 4　卧位手法一演示

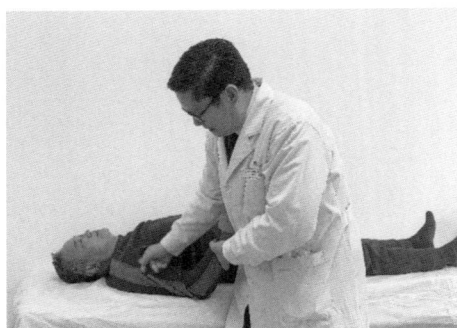

图 3 - 5　卧位手法二演示

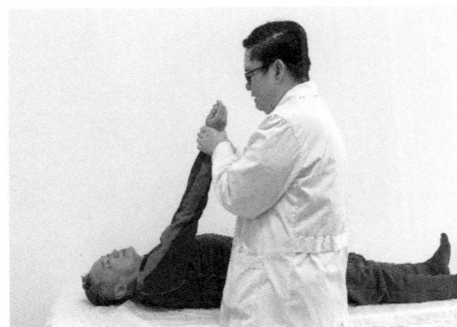

图 3 - 6　卧位手法三演示

根据温建民教授治疗漏肩风的临床经验，推拿法治疗原则为：初期以舒筋通络、活血止痛为主；晚期以松解粘连、滑利关节为主。常用穴位为肩井、肩贞、肩髃、曲池、合谷、阿是穴等。常用手法为一指禅推法、按法、揉法、滚法、摇法、抖法、拿法、搓法等。

（三）腰部疾病治疗经验

1. 腰椎滑脱

腰椎滑脱主要由椎弓根崩裂或腰椎退行性改变所致。多见于翻砂工、搬运工、举重运动员、男芭蕾舞演员及肥胖者。腰椎滑脱者可见腰痛，长时间站立、负重及过度劳累后加剧。向前滑脱者可出现腰向前凸、臀部向后凸出、腹部下垂及腰部变短的特殊外形。有时可出现窦椎神经反射的假性根性症状。伴有椎弓根崩裂者，X线斜位片可见"狗带项圈"特殊影像，如图3-7。正常腰椎及腰椎滑脱分度见图3-8。

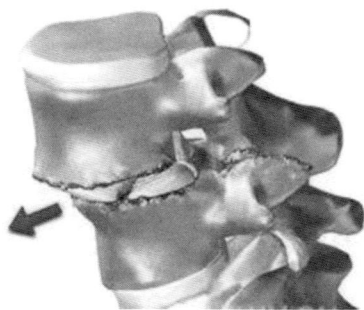

图3-7 椎弓根崩裂

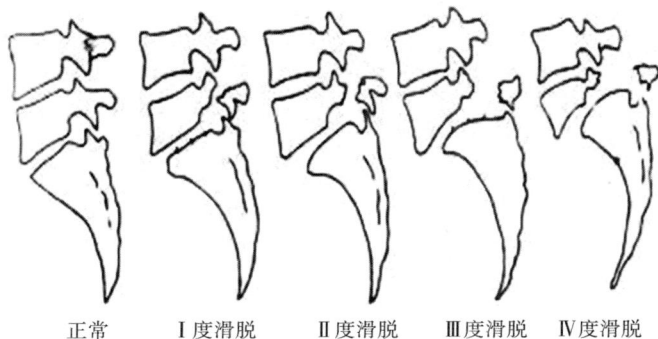

正常　　Ⅰ度滑脱　　Ⅱ度滑脱　　Ⅲ度滑脱　　Ⅳ度滑脱

图3-8　正常腰椎及腰椎滑脱分度

腰椎滑脱推拿法治疗原则为疏通经脉，行气活血，常用穴位为腰阳关、环跳、关元俞、委中、阿是穴等。常用手法为按法、揉法、擦法等。

温建民教授在20世纪90年代初期临床治疗中发现，针灸、推拿等保守疗法可在一定程度上缓解患者的相关症状，但有时在诊断明确的情况下，保守治疗效果不佳，病情反复，甚者病情逐渐加重，出现鞍区麻木及大小便失禁等情况。

基于如此慢性、进行性、不可逆的病情发展，保守治疗常无力回天，温建民教授于1990年9月在中国中医科学院望京医院首次开展椎弓根钉系统疗法，并带领科室从解剖影像学进行相关测量研究。研究结果显示，该疗法临床效果良好，患者病情平稳，满意度高。

2. 腰椎管狭窄

腰椎管狭窄主要是由于先天性椎管发育不全，或后天损伤而引起继发性腰椎管狭窄，致使脊神经根或马尾神经遭受刺激或压迫（如图3-9），并出现一系列临床症状。腰椎管狭窄者可见间歇性跛行，即步行数百米后，出现一侧或双侧腰酸，腿疼，下肢麻木、无力，以致跛行，蹲下或坐下休息数分钟后又可继续步行，如此反复。

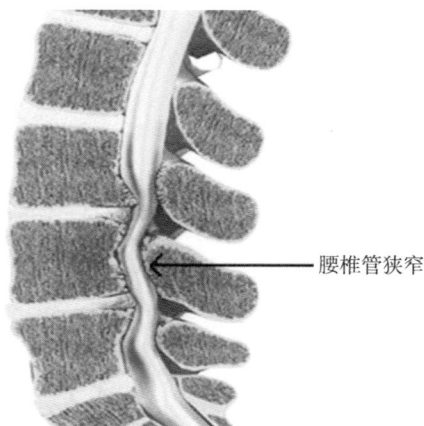

腰椎管狭窄

图3-9　腰椎管狭窄

（1）软组织放松手法。推拿法重在松解软组织，患者俯卧位，术者站在患者左侧，左手先按住患者胸椎棘突处，右手按其腰骶部，双手同时有节奏地晃动腰椎，一般晃2~3分钟，再施以轻柔的推法和（或）按法于两侧骶棘肌，持续15~20分钟，配合下肢的后伸被动活动，然后用拇指或肘尖点按命门、肾俞、腰阳关、关元俞、环跳、昆仑、阳陵泉、足三里等穴。

（2）治疗手法。施腰部侧扳法于腰部，左右各一次。患者先右侧卧位，右下肢伸直，左下肢屈髋屈膝，左肩后伸，左上肢屈肘，术者双手十指紧扣，用双肘分别按压患者左肩及左臀部，同时向相反的方向用力。再用同手法行左侧卧位斜扳法。

（3）整理手法。先小幅度晃动腰部 2～3 分钟，在患侧施以擦法，沿骶棘肌自上而下，以透热为度，可配合湿热敷；再行拿法放松下肢肌肉，拇指点按环跳、委中、足三里等穴；最后用拍法放松腰部及下肢肌肉。

根据温建民教授治疗腰椎管狭窄的临床经验，推拿法治疗原则为理气活血，散瘀止痛。对于继发性腰椎管狭窄者，在施保守治疗时，手法一定要轻柔、缓和，忌粗暴用力。先天性腰椎管狭窄可行手术扩大椎管。常用穴位为命门、肾俞、腰阳关、关元俞、环跳、昆仑、阳陵泉、足三里等。常用手法为按法、揉法、滚法、扳法、擦法、拍法等。保守治疗无效时，应行手术治疗。

3. 腰椎间盘突出症

腰椎间盘突出症又称"腰椎间盘纤维环破裂症"，是指腰部受到外伤或慢性劳损，使椎间盘在强大的或反复挤压、牵拉、扭转的作用下破裂，髓核向外突出而压迫邻近的脊神经根，发生炎症、水肿、充血、粘连变性，导致下肢疼痛和腰部疼痛。常见于 25～45 岁的成年人，以男子居多。L4～L5、L5～S1 椎间盘为好发部位。

经皮椎间盘髓核切吸术是温建民教授于 20 世纪 90 年代末期最早引进用于治疗腰椎间盘突出症的微创技术。20 世纪 90

年代末期，医疗人才极度缺乏，医疗设备十分落后，正处于"一根针一把草的年代"，温建民教授深觉按摩正骨等保守疗法对于腰椎间盘突出症而言是杯水车薪。由于国内与国际客观条件的限制，中医院的治疗步伐不可能如西医院一样迈得那么大。应该说，"怎样探索出有效治疗腰椎间盘突出症之路，提高病患的生存质量"是那时温建民教授思考最多的问题。在内外部因素的制约和影响下，经过温建民教授及全科医生的不懈努力，加之对于椎间盘突出微创治疗的有益探索，最终该技术平稳落地并日趋成熟。

经皮椎间盘髓核切吸术是一种微创手术，它是在 X 线透视引导下，将切吸设备经皮穿刺到突出椎间盘的椎间隙内，将椎间盘部分髓核吸出，减轻椎间压力，从而使突出的髓核组织还纳复位，解除对神经根的压迫，达到缓解腰腿疼痛、肢体麻木、肌肉萎缩等症状的目的。

根据温建民教授治疗腰椎间盘突出症的临床经验，推拿法治疗原则为舒筋通络、行气活血、祛瘀止痛、滑利关节，常用穴位为肾俞、腰阳关、委中、足三里、环跳、阿是穴等，常用手法为按法、揉法、擦法、推法、捋法、摇法、抖法、扳法、拿法、拍法等。

（1）软组织放松手法。患者俯卧位，术者站在患者左侧，左手先按住患者胸椎棘突处，右手按其腰骶部，双手同时有节奏地晃动腰椎，一般晃 2～3 分钟，同时用左手的摩法，沿着棘突由颈部到胸腰部，进行边摸边晃腰，来松解腰部小关节及周围肌肉。然后施㨰法于棘突两侧腰肌，㨰环跳穴区 3 ~ 5 分钟；用手掌根部自患者腰部自上向下沿膀胱经走向施以推捋手法 3 遍。同时可以用拇指、示指、环指，分别按压双侧肾俞，拇指或肘尖揉按 L1 ~ S1 椎体两旁肌肉的痛点，使腰微晃起来。揉下肢肌肉，按压委中穴。如图 3 - 10、图 3 - 11。

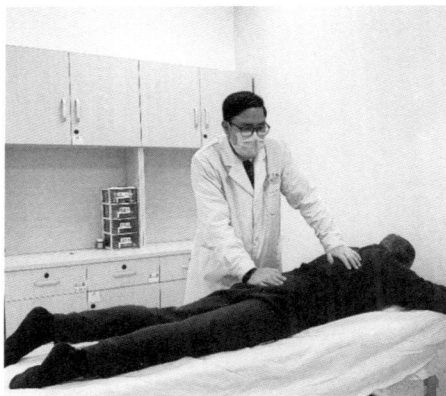

图 3 - 10　腰部放松手法一演示

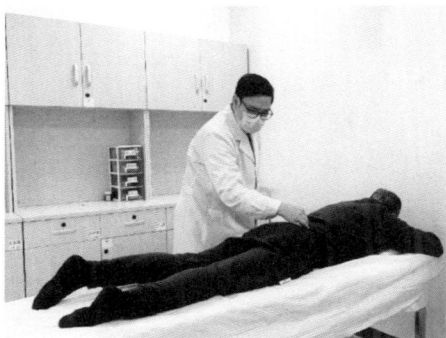

图 3 - 11　腰部放松手法二演示

（2）治疗手法。

1）腰部按压法：术者用一手抬起患者一侧大腿，另一手按压腰部，双手向相反的方向用力，按下腰椎、上腰椎、下胸椎、中部胸椎、上胸椎的顺序按压。最后一手握住肩关节，另一手压住腰部，两手向相反的方向用力。再用同手法对另一侧进行操作。如图3-12。

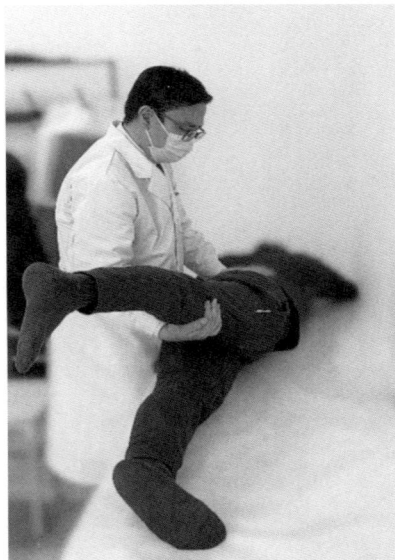

图3-12　腰部治疗手法一演示

2）腰部侧扳法：患者先右侧卧位，右下肢伸直，左下肢屈髋屈膝，左肩后伸，左上肢屈肘，术者双手十指紧扣，双肘分别按压左肩及左臀部，同时向相反的方向用力。如图3-13。再用同手法行左侧卧位扳法。

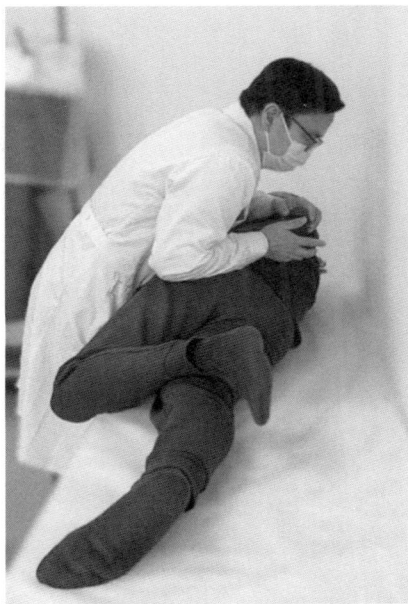

图 3 – 13　腰部治疗手法二演示

（3）整理手法。患者俯卧，一手先按住患者胸椎棘突处，另一手按其腰骶部，双手同时有节奏地晃动腰椎 2 ~ 3 分钟，施滚法于棘突两侧腰大肌，滚环跳穴区 2 ~ 3 分钟，用拿法放松下肢肌肉，拇指点按肾俞、腰阳关、委中、足三里等穴，最后用拍法放松腰部及下肢肌肉，进一步解除肌肉痉挛，改善血运，消除软组织的炎性反应。如图 3 – 14、图 3 – 15。

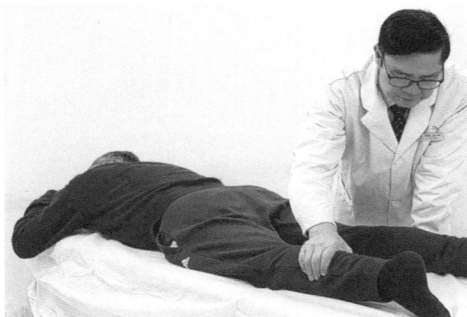

图 3 – 14　腰部整理手法一演示

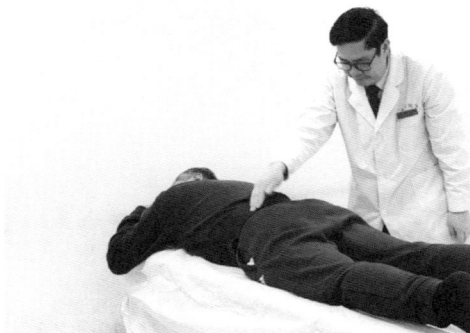

图 3 – 15　腰部整理手法二演示

（四）足踝部疾病治疗经验

足跟痛又称"跟痛症"，即足跟底部局限性疼痛，甚至不能着地。临床上以 40 ~ 60 岁的中老年人多见，体形肥胖的妇女亦常患此症。引起足跟痛的常见病因有跟骨皮下脂肪垫挫伤、跖腱膜劳损、跟骨骨刺、跟背结节滑囊炎等。

足跟痛患者常有显著的足跟疼痛。晨起下床开始站立或走路时疼痛剧烈，活动后减轻。疼痛部位一般较局限，有明显的压痛点。得热则缓，遇冷则增。

根据温建民教授治疗足跟痛的临床经验，推拿法治疗原则为通络止痛，常用穴位为然谷、三阴交、金门、中封、太冲、昆仑、阿是穴等，常用手法为按法、揉法、擦法等。

（五）手法、方药运用临床经验

温建民教授认为在运用手法治病时要注意，肝主筋，以条达为顺、柔韧为常，故筋喜柔而恶刚。应多施以轻巧柔和的手法，切莫用刚强粗暴的手法。手法力度以患者觉得有点疼，又觉得很舒服为度。用力过大会使患者痛苦，且容易产生二次损伤，应注意避免。

"骨错筋挪，骨正筋柔"，筋将骨与骨连接起来，形成关节，并保持关节的稳定。骨关节错缝，必然引起附着于它的筋受到损伤。在治疗关节扭伤、错缝、小关节紊乱时，则可采用相应的整复类手法达到"骨正"而"筋柔"的目的。做手法的时候要恰到好处，不能太过，不能使用刚硬的暴力手法。

在治疗过程中，可以使用点、摇、拔、戳、捻、散、抒、顺、归、合、扇、打、劈、叩、抖的治筋十五法进行治疗。

在辨证用药时，温建民教授提醒我们要注重中医整体观念，在辨证过程中，特别注重脏腑与其所主筋骨、气血的相互关联，认为闪腰、岔气、冻结肩等，固然与外力、气候等外部因素有关，但体质与七情内伤是不可忽视的内因，故"治外伤当明内损，疗筋骨当虑气血"是其治疗的核心理念。温建民教授建议伤筋后的治疗分为三期：初期以活血化瘀为主，中期以舒筋调肝为主，后期以补肝强筋为主。

根据温建民教授临床经验，骨折筋伤康复期大约为1年，在伤后的第1~2周内为初期，治疗方法以活血化瘀为主；2~6周为中期，治疗方法以调养肝肾为主；在6~12周，抑或更长时间，治疗方法以补益肝肾为主。故俗语所讲"伤筋动骨一百天"有一定道理，大部分的筋伤骨折，在3个月左右可愈合，但是也有特例，比如股骨颈骨折，就无法在3个月左右达到临床愈合。

三、手法与外固定器治疗骨折经验

（一）CO 外固定架治疗桡骨远端骨折

桡骨远端骨折是最常见和多发的骨折之一，发病率约占急诊创伤的17%。随着中国人口平均寿命的增加及老龄化进程的不断加快，桡骨远端骨折的发病率逐年增加。近20年来，桡骨远端骨折的治疗水平逐渐提高。但是，对于关节面粉碎严重的桡骨远端骨折，传统切开复位钢板螺钉内固定术因其自身局限性，易出现螺钉把持不稳定，难以实现全部骨折块的解剖复位及固定，导致术后出现复位丢失等情况。此外，内固定术后存在多种并发症的风险，研究表明桡骨远端骨折后经有角度的掌侧稳定锁定钢板治疗，其术后并发症发生率高达18%。目前学术界对桡骨远端骨折的最佳治疗方案仍存在部分争议，因而桡骨远端骨折的治疗方案成为了骨科界的研究热点之一。中国接骨学中筋骨并重的治疗原则逐渐被人们重视，传统中医正骨手法治疗骨折的复位技术注重在骨折对位同时注意理筋和对软组织保护，这套方案的先进性在现代医学的研究下得到了验证。温建民教授基于中国接骨学的骨折微创与外固定技术，在筋骨并重理论指导下，很早就开始研究这套方案，后来这套方案在其学生成永忠的研究下不断发展，并日臻成熟。

1. CO 学派传承

中医骨伤学历史悠久，中医正骨手法复位较现代医学复位方案更加系统，桡骨远端骨折是中医骨伤科优势病种之一。

中国中医科学院骨伤科研究所尚天裕教授、孟和教授、温建民教授等老一辈骨伤专家，在骨折小夹板、外固定架固定技术领域做了开创性的工作，形成了 CO 学派。20 世纪 60 年代初，我国著名骨伤科专家尚天裕教授，在继承中医传统正骨八法的基础上总结出了新的正骨十大手法，创立了一套以内因为主导、小夹板局部外固定为特点、手法整复和功能锻炼为主要内容的中西医结合治疗骨折的新方法，并获得国家重大科研成果奖和国家发明奖。该成果的研发过程给我们留下了许多思考与启迪。孟和前辈的骨折复位固定器疗法，推动了中西医结合骨科学科建设，优化了骨折治疗方案，取得了显著的社会效益和经济效益。随后在温建民教授、成永忠教授的带领下，本团队专注于正骨手法复位技术，目前使用的 CO 外固定架治疗桡骨远端骨折成为医疗界公认的成熟技术。后来本团队结合有限元分析，深刻阐述手法复位结合 CO 外固定架治疗各型桡骨远端骨折的内在生物力学机制，并在 SCI 期刊与国内核心期刊发表多篇重要论述。本团队在二位教授的带领下，将该技术结合医学图像分析技术与人工智能算法，开发出闭合复位 CO 接骨手术机器人及智能识别规划复位软件，并将其应用于临床，效果显著。

近年来，CO 理论逐渐发展。CO 外固定架技术源于中国的小夹板技术，汲取传统医学之精华，是应用现代结构解剖、功能解剖及生物力学理论，对传统小夹板技术进行整理和提高的成果，其理念符合骨折治疗的最新认识。手法复位结合 CO 外固定架治疗桡骨远端骨折的临床研究表明，正骨复位手法联合半环型 CO 外固定架与闭合复位内固定相比，前者的腕关节功能恢复效果明显优于后者，在更严重的 AO - C 型桡骨远端骨折中治疗效果更为显著。本团队在继承温建民教授正骨复位手法基础上，应用手法复位结合 CO 外固定架治疗桡骨远端骨折可以达到稳定固定，且骨折愈合时间明显缩短，并发症少，关节功能恢复满意，具有良好的应用价值。

2. CO 外固定架 （腕架） 手术操作流程

（1）CO 外固定架方案。

1）器械研究一：半环型外固定架（图 3 - 16）。

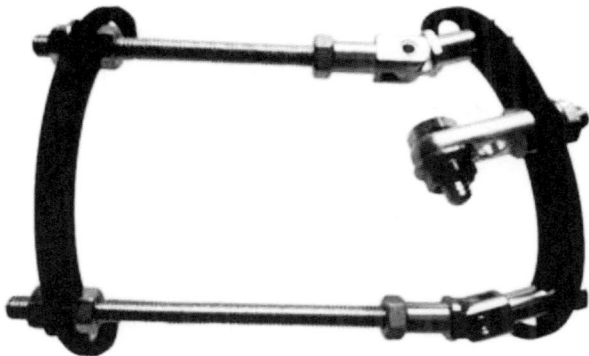

图 3-16　半环型外固定架

碳纤维环：5 孔 2 个或 7 孔 2 个，根据患肢大小选择型号。

本团队所设计的外固定架的环形结构为孟和式桡骨远端外固定架的改良结构，将笨重的不锈钢结构改良为轻便的碳纤维结构，在减轻外固定架本身重量的同时也可达到固定所需的强度，还可在一定程度上避免外固定架本身重量加持在骨针上造成的骨针对皮肤的二次切割。

带关节铰链连接长杆一个，短杆一个。

本团队设计将外固定架的两个半环之间传统的直杆的硬性连接结构更换为带关节铰链的结构，同时为了维持固定所需要的掌屈尺偏位置，设计了长短不一的两根连接杆，较短的连接杆安装在尺侧，较长的连接杆安装在桡侧，配合穿针角度及外固定架半环的安装位置可在外固定架安装后将患肢固定于所需要的掌屈尺偏位置。

附属结构为外固定架的连接结构与所需工具，主要包括以下几部分。

针座：10 个（配 8 个不带滑槽的螺丝，配 1 个带滑槽的螺丝，螺母选防滑螺母与锁定螺母）。

管针夹（适配 L 型扳手）：2 个。

普通扳手：8 mm 扳手、10 mm 扳手各 1 个（需要配棘轮扳手）。

折弯器：1 个。

L 型扳手：1 个。

单孔扁平柱：2 个（图 3 - 17），用来连接、撬拨、复位橄榄针。

2）器械研究二：骨针。

橄榄螺纹针：2.5 mm 两枚（图 3 - 18，患者术区不同则长度不同）。

橄榄螺纹针在缩短橄榄针长度的基础上将针的尖部的光滑杆结构更换为螺纹结构，增加了针在骨端的把持力，同时可提供推顶、撬拨、防旋转等作用。

三角刃全螺纹钛针：2.0 mm 两枚（图 3 - 19，患者术区不同则长度不同）。

三角刃全螺纹钛针为在光滑克氏针基础上添加螺纹结构，此种骨针主要应用于外固定架整体结构穿针中的近端部分，将骨针打入桡骨干适当位置后，针上的螺纹加大了针体与皮质之间的摩擦力，可以起到很好的防退针的作用，增加了外固定架的稳定性，同时可以防止针道感染。

橄榄针：1.0 mm 两枚、2.0 mm 两枚（图 3 - 20）。

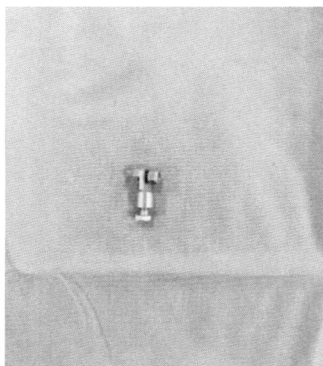

图 3 - 17　单孔扁平柱

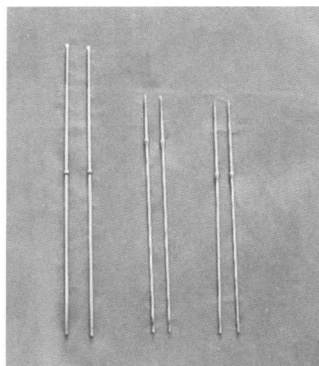

图 3 - 18　橄榄螺纹针

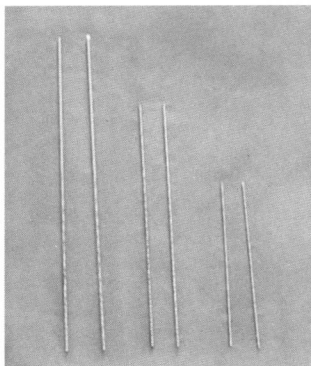

图 3 - 19　三角刃全螺纹钛针

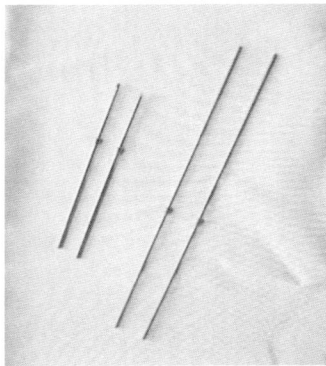

图 3 - 20　橄榄针

橄榄针在本方案中的作用体现在以下两点。其一，经本团队临床研究发现，使用半环型外固定架固定肢体于尺偏位置时伴随而来的并发症为远端的骨针会因固定位置而出现串针，这无疑加重了针道感染的概率。在远端穿针时将橄榄头放置于掌骨的尺侧可有效防止串针的发生。其二，在局部穿针中可利用橄榄针的橄榄头推顶及针本身的撬拨作用来进行局部骨折的复位。

本方案常规采用直径 1.0 mm 的骨针，在达到固定所需的拉张力的同时尽力将对患者的创伤降到最小。

（2）CO 外固定架手术操作步骤。

1）常规碘伏消毒、铺巾（图 3 - 21）。

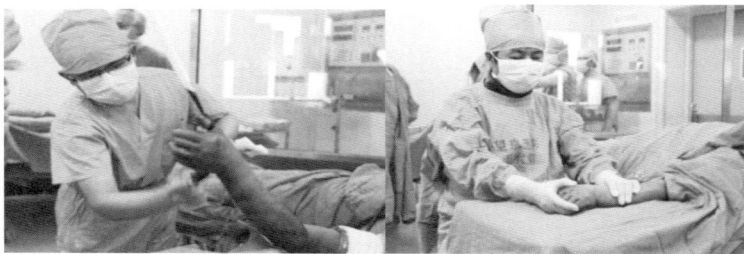

图 3 - 21　消毒铺巾

2）手法复位，在 C 形臂 X 线机透视下观察复位情况是否令人满意（图 3 - 22）。

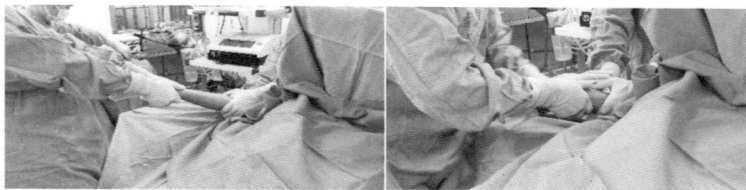

图 3 - 22　手法牵引推顶复位

由于此治疗方案中正骨手法是为外固定架固定术做准备，故患者取仰卧位。臂丛神经阻滞成功后，使患肢肩外展 90°，屈肘 90°，伸直型桡骨远端骨折者取前臂旋前位，反之则取前臂旋后位。此体位可使患肢软组织处于放松状态，利于徒手复位。术前骨折复位均为徒手复位，包括整体复位和局部复位两部分。①整体复位：复位时令助手双手交叉握住患肢的肘部，术者两拇指端置于患者腕横纹处，余指视骨折移位方向紧扣患肢掌部大小鱼际处或手背部两侧，沿前臂纵轴给予适度的对抗牵引，持续时间 2~3 分钟，骨折的重叠移位即可基本矫正。②局部复位：整体复位后骨折的尺倾角和掌倾角也会得到一定程度的纠正，但不完全，故局部复位主要是恢复尺倾角、掌倾角以及重建桡骨远端关节面的平整性。a. 恢复尺倾角：术者一手拇指置于远端骨折块的桡侧，另一拇指置于近侧骨折断端尺侧，施以桡、尺相向的横挤，同时极度尺偏患肢腕关节，则侧方移位得以纠正。在此过程中，术者另可用单手握住骨折处，通过手指和手掌的横向捏挤以达到预期效果。b. 恢复掌倾角：在相反方向施加牵引力的同时，术者双手拇指置于骨折的远端，余指顶置于骨折近端，顺桡骨长轴方向猛抖推顶，使腕关节极度背伸或屈曲，同时施以掌、背侧相向的挤压，则骨折的掌背侧移位恢复正常。c. 重建桡骨远端关节面的平整性：注意骨折断端的轮廓，骨折掌背侧轻微突起的小骨块用手捋平即可，通过桡骨轴向的牵拉以及拇指的捏挤使关节面恢复平整，至少确保关节腔内无游离的微小骨块。术前的手法整复效果可通过 C 型臂 X 线机检验，复位结果不理想可再次复位，直至复位结果令人满意才能使用外固定架固定。

3）穿针（图 3 - 23 至图 3 - 25）。①助手帮助推顶掌骨干，主刀者在桡骨中下 1/3 处自尺侧向掌侧第五到第二掌骨基底部打入一枚直径 2.0 mm 的橄榄针；②第二掌骨基底部用直径 1.5 mm 的橄榄针从桡侧向尺侧贯穿第二、三掌骨基底；③C 形臂 X 线机透视下进行复检。

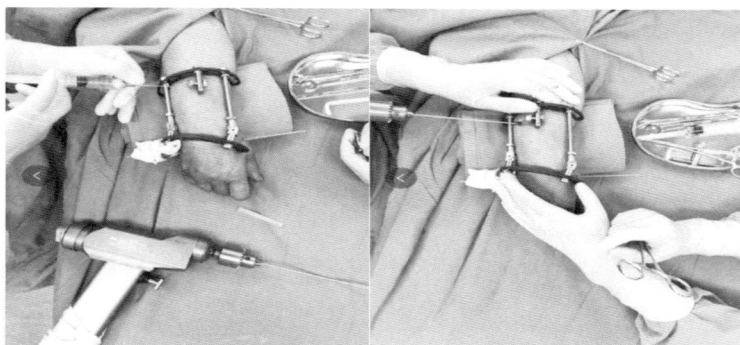

图 3 - 23　桡骨干穿针展示图

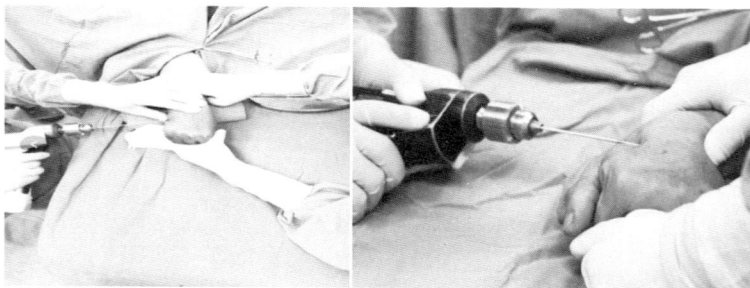

图 3 - 24　掌骨穿针展示图

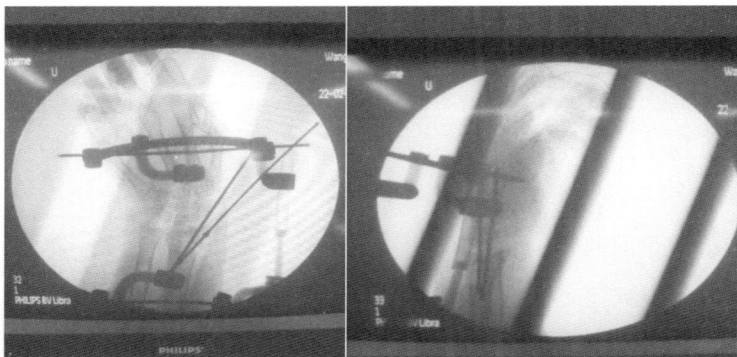

图3-25 术中展示

4）上环型支架（图3-26至图3-28）。①远端先将半环与骨针锁定（注意不可拆卸螺母，需配合棘轮扳手），同理，近端锁定骨针与半环；②上带关节铰链的连接杆；③前臂中立位，腕关节掌曲尺偏位锁紧外固定支架，在C形臂X线机透视下确认骨折端固定牢固、位置满意；④清洗外架，用老虎钳剪断骨针，用无菌纱布包扎针孔、针尖断端。

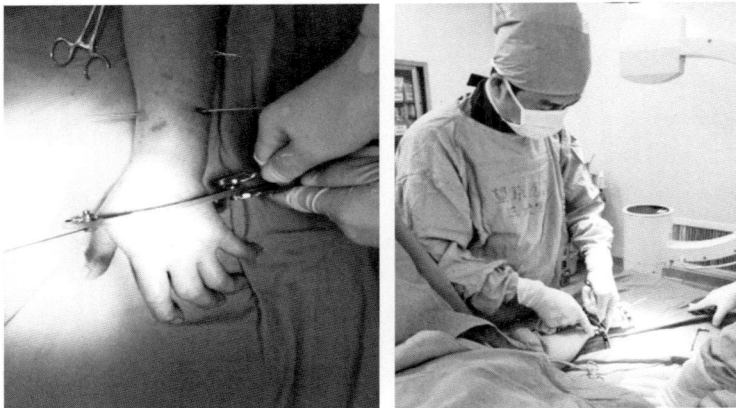

图3-26 锁定环针结构展示图

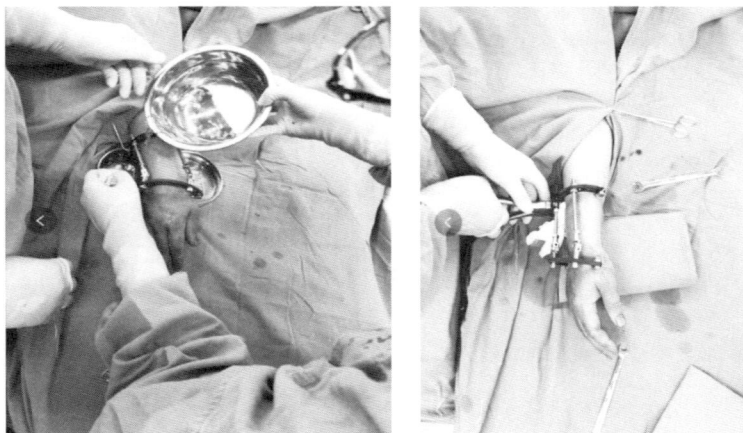

图 3 - 27　清洗外架并剪断骨针

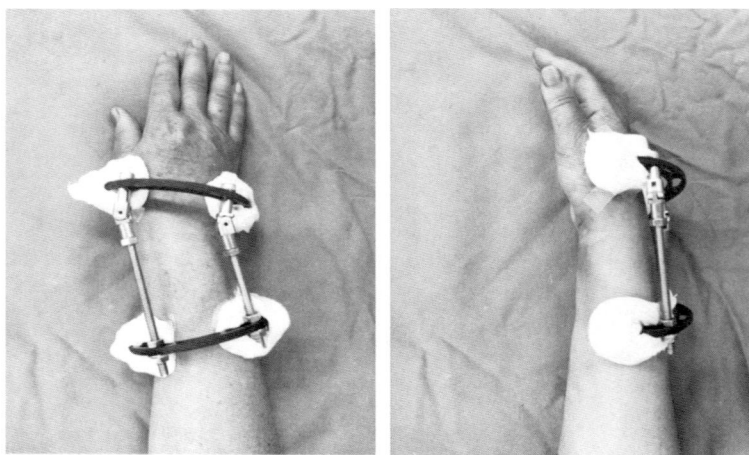

图 3 - 28　术后大体外观

　　患者 CO 外固定架使用前、后的影像学表现见图 3 - 29 至图 3 - 30。

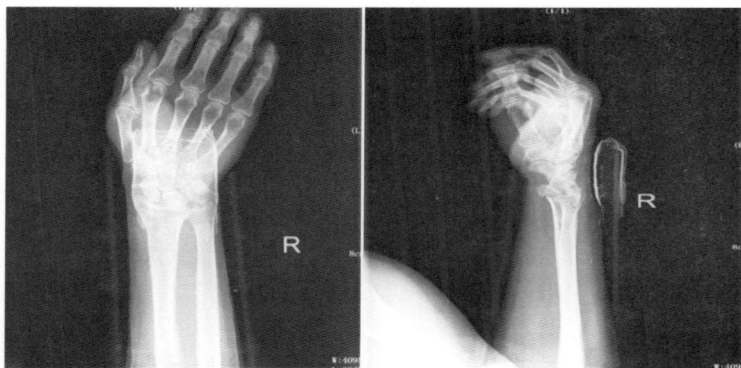

图 3-29　术前正、侧位 X 线片

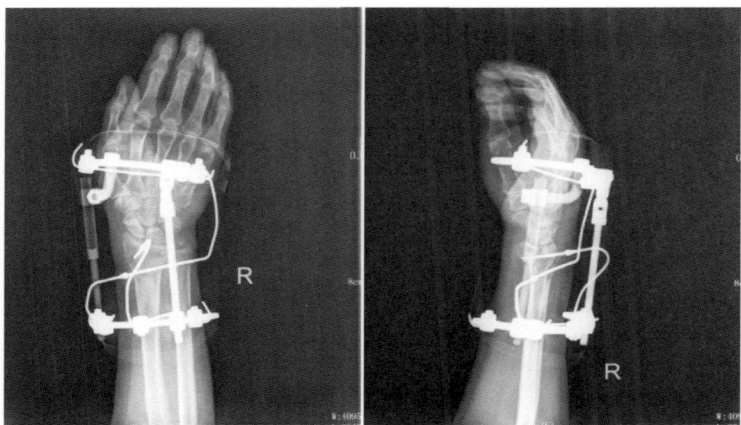

图 3-30　术后正、侧位 X 线片

（3）CO 外固定架治疗桡骨远端骨折的临床研究结果。按 AO 分类法可将桡骨远端骨折分为关节外骨折（A 型）、部分关节内骨折（B 型）及复杂关节内骨折（C 型）3 种基本类型。A 型和 B 型桡骨远端骨折的治疗相对简单，学界重点关注 C 型桡骨远端骨折的治疗研究进展。桡骨远端发生 C 型骨折后，其关节面的掌倾角、尺倾角及下尺桡关节稳定性的恢复至关重要，三者任一方面恢复不好都会造成腕关节功能障碍。桡骨远端骨折治疗的最终目的就是恢复腕关节的功能，而功能的恢复与复位的好坏密切相关。有学者认为，一些 AO - C 型桡骨远端骨折由于关节面粉碎严重，很难通过手法闭合复位恢复关节面平整。虽然我们前期临床研究表明手法复位治疗桡骨远端骨折疗效满意，但仍未实现完全解剖复位。因此，如何通过手法成功实现桡骨远端骨折完全解剖复位是当前研究的关键所在。

中国接骨学微创外固定骨折技术的关键是手法复位技术。闭合复位不能直视骨折端完成复位，骨折复位内在的生物力学机制是核心问题。本团队围绕桡骨远端骨折，结合有限元分析进行了筋骨结构关系研究、手法复位应用基础研究、外固定术后稳定性研究等，为中国接骨学的临床实践提供了生物力学研究思路与启迪，也为未来 CO 接骨机器人开发、CO 接骨智能化发展提供了理论依据。例如在中医"筋束骨"理论指导下，可通过骨折周围关节囊、筋膜、肌肉、韧带等软组织的牵拉、加压作用间接复位骨折块，这种复位结构称为"筋骨复合体"。在此结构基础上采用半环式外固定架微创细针穿针固定，辅以局部穿针，可恢复腕关节解剖形态（图 3 - 31、图 3 - 32）。外固定架外固定弯针撬拨，既是为了在外固定后用弯曲的橄榄针撬拨掌背侧移位的骨折块以恢复掌倾角，也是为了通过橄榄针对软组织进行牵拉从而调筋正骨。但外固定架拆除后，骨折断端牵引力突然消失，再加之功能锻炼带来的肌肉收缩，故在断端骨痂重塑形期力学环境发生明显变化，桡骨高度可能有所下降，此方面的内固定治疗可持续提供支撑力，体现出了优势。

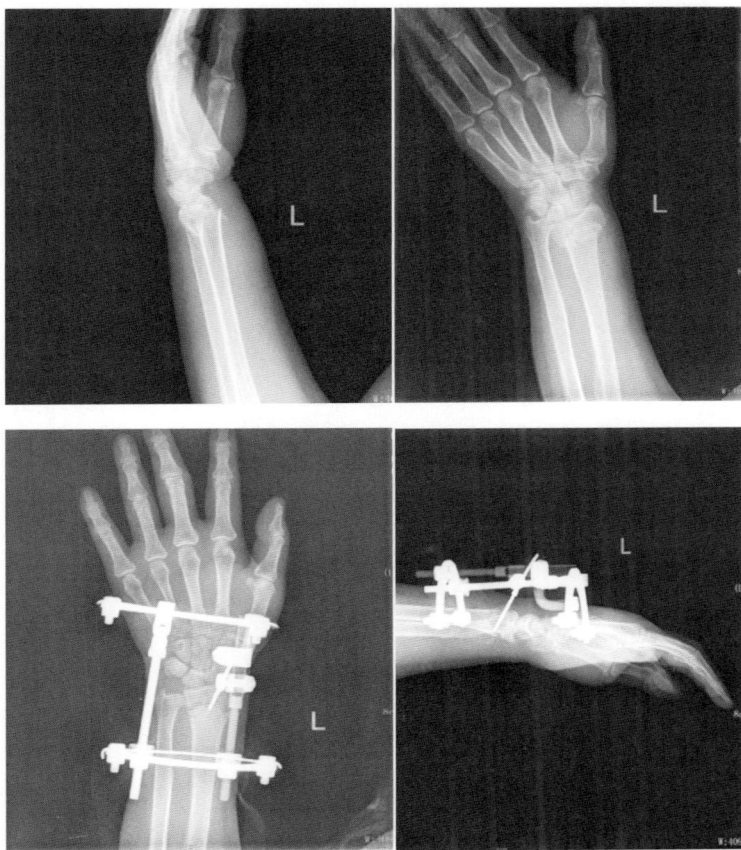

图 3-31　术前与术后对比（一）

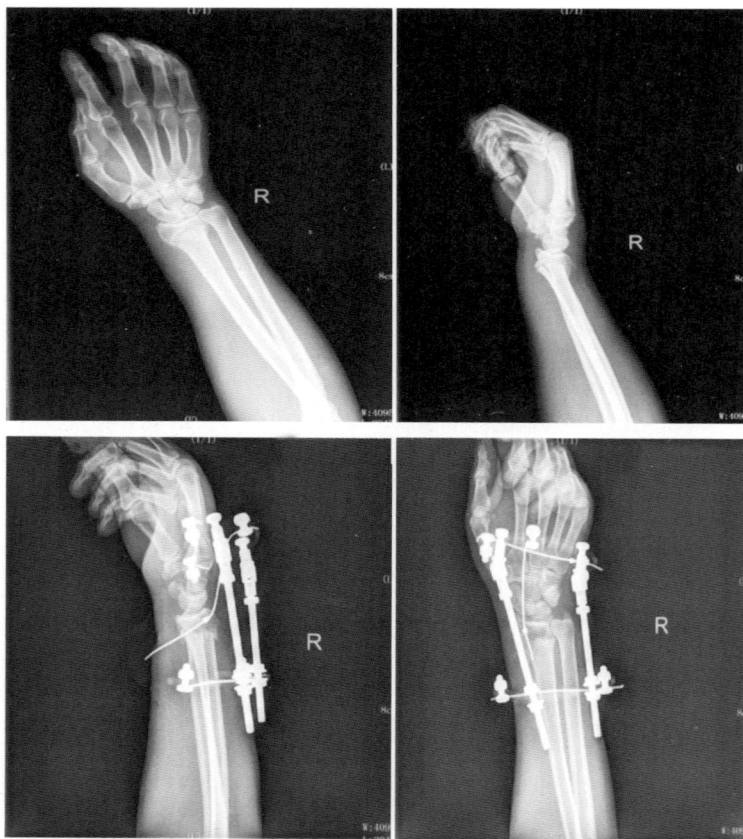

图 3-32 术前与术后对比（二）

另外，应用 CO 外固定架细针穿针固定治疗技术，配合手法撬拨复位治疗桡骨远端骨折，结合中医金针拨骨理念，是中医正骨外固定技术治疗桡骨远端骨折的特色方法，可提高骨折复位和固定的质量。这形成了一套具有中医治疗特色、符合现代生物学固定要求的体系，其中的核心内容就是用系统、规范、安全的中医正骨外固定技术治疗桡骨远端骨折。细针穿针手法复位固定，操作简便，有利于临床医生掌握，并便于临床推广应用，逐步建立各医疗机构交流合作的渠道和资源共享的平台，有利于产业化推广应用。在外固定架的材料构造上，采用动静结合、固定刚度可调的理念进行设计，多孔固定半环、固定杆配合，可通过旋转调整固定夹（杆杆固定夹和杆针固定夹），可锁定万向连接器，骨针可随意更改固定方向和长度，操作简便。带铰链固定结构，在固定中后期，可以带外固定架屈伸活动关节，完成关节磨造，提高疗效。这些研究成果也为现在的 CO 接骨机器人开发、CO 接骨智能化发展提供了理论依据。

（4）CO 外固定架治疗桡骨远端骨折的未来展望。微创外固定技术采用手法复位、闭合穿针外固定架固定治疗骨折，是中国接骨学的特色和关键技术。以中国中医科学院望京医院为代表的接骨团队，提出了手法配合半环式新型外固定架治疗 C 型桡骨远端骨折的微创治疗方案，疗效确切，骨折愈合时间明显缩短，并发症少，关节功能恢复满意，具有良好的应用价值，值得在临床中推广。

对于桡骨远端骨折，外固定架治疗不失为一种良好的选择，术后腕关节影像学指标和功能显示外固定架治疗与切开复位内固定无统计学差异。尤其对于 AO－C 型桡骨远端骨折，伴有较重的软组织损伤，切开复位无疑加重软组织损伤，且在骨折断端粉碎严重时，螺钉把持能力差，无法提供维持断端稳定的支撑力，这种情况通常会在术后应用石膏或夹板等外固定辅助，从而失去了早期功能锻炼的优势。而闭合复位外固定，可避免二次软组织损伤，对于断端粉碎严重的骨折，仍旧可以起到复位及维持断端稳定的作用。桡骨远端骨折术后再移位，多由于前臂肌肉收缩的轴向应力作用于桡骨，在桡骨远端骨折的治疗中，应尽可能达到或接近解剖和力学结构的恢复，对此，半环式的 CO 外固定架牵引力强且稳定性好，同时操作相对简便，创伤小，相比传统外固定架更为轻巧，有明显优势，可以选择。外固定架由于操作简便，有利于临床医生掌握，便于推广应用，应逐步建立各医疗机构交流合作的渠道和资源共享的平台，以利于产业化推广应用。

对于国家和社会而言，CO 外固定架治疗桡骨远端骨折具有重要价值，具体体现如下。手术时间明显缩短；无需二次手术取出固定物，患者所要支付的医疗费用与所承受的痛苦和创伤也更少；并且可减少手术次数、节省国家医保支出、节约人力成本；也可缩短患者住院时间，加快周转。

近年来，人工智能与骨科学的融合发展呈蓬勃态势，人工智能技术在骨科疾病诊疗中的应用已成为骨科学领域的研究热点。未来中国接骨学的徒手骨折复位技术可以随着 CO 智能接骨手术机器人的开发，实现智能化骨折复位。未来 CO 智能接骨手术机器人不但可以减轻骨科医生骨折复位的体力消耗和工作负荷，还能极大地提高骨折复位与固定的精度，减少医生的放射暴露，提高骨折微创与外固定技术临床诊疗水平和服务效率。本团队响应国家智能医疗机器人战略，在前期对 CO 外固定架治疗桡骨远端骨折的生物力学机制进行研究的基础上，积极开发智能识别规划复位软件、闭合手法复位手术机器人，使软件与硬件相结合，带领中国接骨学派走向规范化、精准化、智能化的时代。

（二）CO 外固定架治疗三踝骨折

踝关节是人体负重量最大的屈戍关节，其主要功能是负重和行走。踝关节骨折发生率居关节内骨折的首位，占全身骨折的 3.92%。而三踝骨折又为踝关节骨折中较严重的情况，多为强大旋转暴力合并直接暴力所造成，治疗不佳极易遗留关节僵硬、背伸功能不良及创伤性关节炎等症。目前用于指导踝关节骨折治疗的分型主要有 Lauge-Hansen 分型及 AO 分型，此两种分型存在无法完全揭示三踝骨折损伤机制及对临床治疗指导作用欠佳等问题。温建民教授在临床实践中发现三踝骨折有着独特的移位规律，基于此提出了三踝骨折的独立分型，设计了符合中国接骨学理论的踝关节外固定架。传统中医正骨手法治疗骨折的复位技术注重骨折对位，同时注意理筋和对软组织的保护，这套方案的先进性在现代医学的研究下得到验证。基于中国接骨学的骨折微创与外固定技术是在筋骨并重理论指导下不断发展的临床应用技术。

1. CO 踝架的传承发展

20 世纪 50 年代方先之、尚天裕教授提出了以"动静结合，筋骨并重，内外兼治，医患合作"为原则的 CO 理论，用于指导骨折的复位、固定及康复。这些理论是在借鉴中医典籍的基础上，总结国内外骨科发展史中存在的问题，并结合现代生物学、生物力学，经过大量临床与基础研究后总结提出的。这其中又以"动静结合"及"筋骨并重"尤为重要。CO 接骨学提出的"动静结合"，指的是在对骨折端进行稳定固定的同时，允许骨折端存在合理的微动以刺激骨折端的生长和塑形，同时尽早开始适度的功能锻炼以促进疾病的恢复。"筋骨并重"理论，体现了在生理上筋骨结构相互统一，也体现了在病理状态下筋与骨的相互影响。伤骨必然伤筋，治疗骨折同时应注重治疗受伤的软组织，帮助软组织修复；当进行骨折复位与固定时，要注意保护周围软组织，减少二次损伤；在进行骨折复位时，使用软组织的牵拉作用进行辅助。

基于上述理论，本团队设计了符合 CO 理论的外固定踝架用于治疗三踝骨折并不断对踝架构型进行优化。同时，基于大量的临床实践，总结了三踝骨折的分型复位手法，指导了三踝骨折的临床治疗。在复位和治疗的过程中贯彻"筋骨并重"的理论，借助"筋束骨"的"向心性"作用，来纠正骨折移位，结合《医宗金鉴》中"制器以正之，用辅手法之所不逮"的原理，对手法复位后残留的骨折及脱位，应用克氏针或特制顶针进行撬拨复位固定。术中无须切开或仅行局部小切口以实现骨折的解剖复位，避免了切开复位所带来的广泛软组织剥离，从而降低了手术复位难度及风险；且术中出血少，降低了手术对患者身体功能的损害；患者痛苦少、花费低，无须二次手术；术后可根据需要二次调整，并且术中无须使用下肢止血带，避免了肢体肿胀及血液再灌性损伤，降低术后下肢静脉血栓发生的风险。同时在骨折复位固定 3 周后根据患者恢复情况允许患者佩戴外固定架开始部分负重锻炼，术后 5~6 周根据骨折愈合情况适时拆除外固定架，逐渐恢复负重行走，既保证了骨折早期的坚强固定，又允许中后期骨折端局部的微动，以加速骨折的愈合。

2. 三踝骨折独立分型的提出

踝关节是稳定而灵活的负重关节，因特殊的解剖及功能特点，一旦发生损伤易导致肿胀、功能障碍、畸形愈合、创伤性关节炎等并发症，严重影响关节功能，降低患者生活质量。对于三踝骨折的诊治一直存在治疗方案选择、手术顺序选择、下胫腓联合处理方面的争议。只有充分揭示三踝骨折损伤机制及移位规律才能更好处理上述矛盾，提高三踝骨折疗效。临床中通常应用于指导踝关节损伤的有 Lauge-Hansen 分型、AO 分型、Danis-Weber 分型等，尤以 Lauge-Hansen 分型及 AO 分型常用。但三踝骨折的发生仅发生在 Lauge-Hansen 分型旋后外旋型Ⅳ度损伤、旋前外旋型Ⅳ度损伤及旋前外展型Ⅰ度损伤中以及 AO 分型的部分类型中，Lauge-Hansen 分型中的三踝骨折情况仅会出现距骨外脱位的情况，且 Lauge-Hansen 分型较为烦琐不易掌握，在对损伤机制的描述中未涉及外力对踝关节损伤的影响；而 AO 分型则把重点集中在外踝上，对于外踝骨折的诊治意义更大。因此，上述分型无法完整地概括临床中所见的三踝骨折，这证明上述分型无法全面地解释三踝骨折的损伤机制，对三踝骨折的诊疗缺乏完整的指导性和针对性。

温建民教授和成永忠教授通过总结临床经验认为：三踝骨折客观存在以其距骨移位的方向和下胫腓联合分离的有无为基础的独立分型。三踝骨折的独立分型，首先按照距骨脱位的有无将三踝骨折分为非稳定型与稳定型，并通过距骨脱位的方向将非稳定型三踝骨折分为距骨外脱位型（Ⅰ型）、距骨外后脱位型（Ⅱ型）、距骨后脱位型（Ⅲ型），并按照下胫腓联合分离的有无把上述三型非稳定型骨折分为 a、b 两个亚型。对于各型损伤的移位规律，三踝骨折独立分型同样做了如下详尽的描述。对于稳定型损伤，因无距骨脱位及下胫腓联合分离发生，踝穴稳定性未破坏，踝关节相对稳定。非稳定型的Ⅰ型损伤中后踝多为小块撕脱骨折，损伤较轻，距骨前后稳定，损伤主要由外旋、外展暴力引起，以外侧结构损伤为主；Ⅱ型损伤中后踝发生大块骨折且外侧结构破坏严重，距骨横向及纵向均不稳，由相对平衡且较强的前后方向暴力合并旋转暴力造成，踝关节胫骨后侧关节面和外侧结构的解剖和力学结构均有损伤；Ⅲ型损伤以后踝大块骨折为主，距骨内外方向稳定，主要由较大的前后方向的暴力合并旋转暴力造成，主要为踝关节胫骨后侧关节面的解剖和力学结构的损伤和破坏。

与传统踝关节分型在三踝骨折中的应用相比,三踝骨折独立分型深化了对损伤机制和移位规律的认识。这种新的分型方式对于临床决策具有以下几点重要意义。①治疗方案的选择:根据三踝骨折的独立分型,对于稳定型三踝骨折,大部分都可以采取保守治疗,可先行手法复位,后再用超踝夹板、石膏、树脂、聚酯等材料外固定即可;对于非稳定型三踝骨折,即伴距骨脱位的三踝骨折,我们可以称之为三踝骨折脱位,大部分应采取积极的非保守治疗,也可以考虑用外固定架进行治疗,但需要进一步研究以确定其穿针部位和方向,以期取得突破。②手术顺序的选择:在准备手术治疗的三踝骨折脱位中,Ⅰ型应该先切开复位固定外踝,使距骨外脱位得到整复,然后再切开复位固定内踝,一般后踝可不做切开手术处理;Ⅱ型和Ⅲ型,一般应先切开复位后踝,然后再切开复位外踝,最后切开复位内踝。③下胫腓联合的处理:在三踝骨折的独立分型中,稳定型一般无下胫腓分离,故无需对下胫腓联合进行处理;Ⅰa、Ⅱa和Ⅲa型不需要固定下胫腓联合,Ⅰb、Ⅱb和Ⅲb型需要考虑固定下胫腓联合。应用橄榄针弹性固定治疗下胫腓分离,符合生物学固定的原则,是治疗下胫腓联合分离的一种有效方法。④外固定器的使用:我们曾应用外固定器治疗三踝骨折,本分型对外固定器固定前后的手法复位和外固定器固定力学机制的应用、外固定器复位和固定时顶针与穿针的部位及方向选择都有指导意义。可以根据本分型确定与不同分型相对应的穿针和固定方法，提高疗效。

3. CO外固定架手术操作流程

（1）三踝骨折手法复位。

1）整体复位。对抗牵引下对踝关节进行横向扣挤，初步纠正踝关节骨折脱位及下胫腓分离，使骨折脱位达到解剖或近解剖复位，如图3-33。

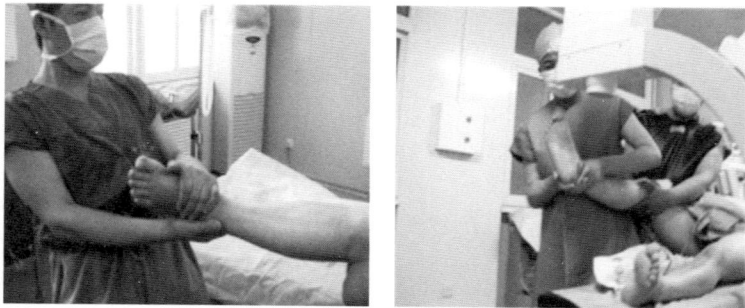

图3-33　正骨手法整体复位

2）局部复位。注重指下感觉，认真体会骨折块移位方向。对于内踝骨折块，认真感知内踝移位方向，感觉指下有无漂浮感，骨折端有无组织嵌入；逆移位方向用双手拇指、示指捏挤用力向外后上推挤复位，体会复位稳定性。对外踝骨折块，要注意指下在骨折端外后侧感觉；逆移位方向用双手拇指、示指向远端牵拉，并向前推挤、向内旋转复位外踝骨折，并体会复位稳定性。后踝骨折，在背伸踝关节同时用双手拇指、示指顺跟腱前缘抠捏之，向下推挤复位，如图3-34。

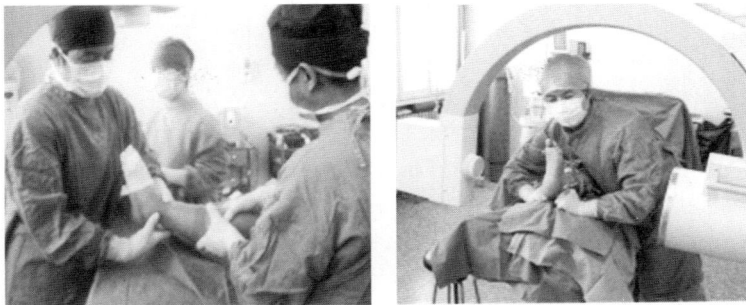

图 3-34 正骨手法局部复位

（2）外固定架分型固定治疗三踝骨折。

1）整体穿针固定。选取一根直径 3 mm 克氏针自内向外穿透跟骨结节；另选一根直径 3 mm 克氏针，以踝关节上方 12～15 cm 之间的胫骨内侧面后缘上 2 mm 处为进针点，针尾向下取与水平方向呈 25°角穿针，穿透胫骨双侧皮质留针尾于皮外；选取直径2.5 mm 克氏针一根，在第一跖骨颈处，自内向外穿针穿透第一、二跖骨颈，将三维骨科牵引外固定架通过上述克氏针及锁针器安装于踝关节上方，实现对三踝骨折的背伸中立位固定；再选取一根直径 3 mm 克氏针于伤肢胫骨踝关节上约 12 cm 自前内向后外穿针，穿透近侧骨皮质，到对侧骨皮质，此针加强踝架稳定性，防止踝架在全针上旋转。整体穿针操作如图 3-35 所示。

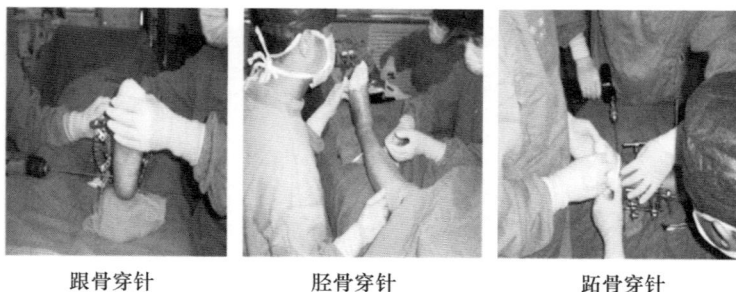

跟骨穿针   胫骨穿针   距骨穿针

图 3 – 35 整体穿针操作

2）稳定型三踝骨折局部穿针固定。稳定型三踝骨折经上述整体手法复位及外固定架整体安装固定后，应用局部复位法触摸骨折断端，逆骨折移位方向对骨折进行复位，复位后体会骨折端稳定性，经透视骨折复位良好，骨折断端稳定者，可不对骨折断端进行克氏针或顶针固定。如复位不良或骨折断端不稳定者配合器械逆势撬拨复位固定即可，具体操作遵循非稳定型三踝骨折治疗原则。稳定型三踝骨折典型病例见图 3 – 36。

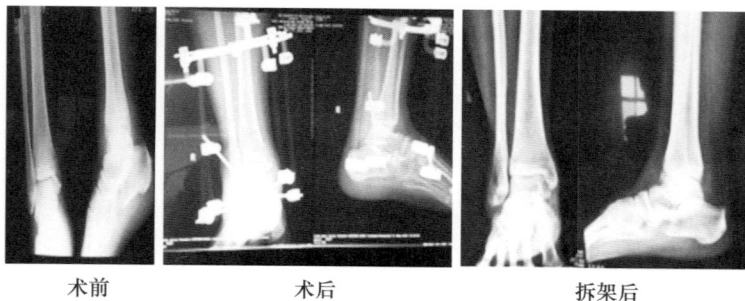

术前   术后   拆架后

图 3 – 36 稳定型三踝骨折典型病例

3）距骨外脱位型（Ⅰ型）局部穿针固定。Ⅰ型三踝骨折经整体手法复位及外固定架整体安装固定后，距骨移位及内外后踝骨折移位大体得到纠正，首先应用外踝局部复位法对外踝进行手法复位，应用 C 型臂 X 线机透视骨折断端了解复位情况，用两根直径 3 mm 的顶针，以连接杆上的锁针器为导向器，自外后上向前内下和自外上向内下对外踝进行顶拨复位，通过锁针器将顶针安装于碳纤维连接杆上。对于外踝损伤平面较高或单纯顶针固定不稳定者可配合克氏针髓内固定联合穿针固定。应用局部复位法对内踝进行手法复位，复位后评估稳定性，对骨折端进行透视，对复位不稳或复位不良者，选择内踝骨折远端前内侧和内侧两个合适的穿针点，用两根直径 3 mm 的顶针，以连接杆上的锁针器为导向器，自前内下向外后上和自内下向外上对内踝顶拨复位，通过锁针器将顶针安装于碳纤维连接杆上。对于顶针撬拨复位困难者，可配合内踝处常规小切口，暴露内踝骨折断端，应用克氏针挑出嵌入骨折断端的软组织，直视下应用顶针实现内踝复位固定。对于 I 型三踝骨折后踝骨折一般可不予固定，如复位不良或复位不稳定，可参考Ⅲ型的治疗方法对后踝进行固定。I 型三踝骨折典型病例见图 3 – 37、图 3 – 38。

4）距骨外后脱位型（Ⅱ型）局部穿针固定。Ⅱ型三踝骨折经上述整体手法复位及外固定架整体安装固定后，距骨及内外后踝骨折获得大体复位。对骨折局部复位固定时，如果以向外侧脱位为主则与 I 型的处理相同，先复位距骨外脱位兼顾复

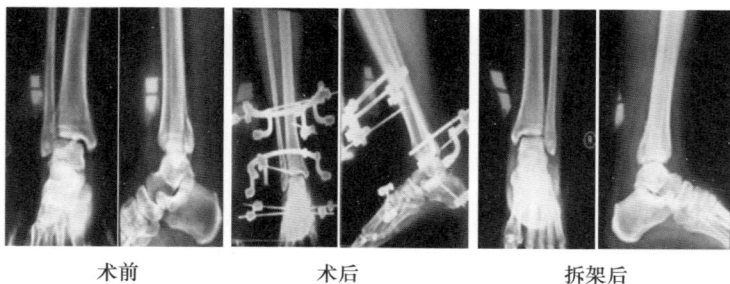

术前　　　　　　术后　　　　　　　拆架后

图3-37　Ⅰa型三踝骨折典型病例

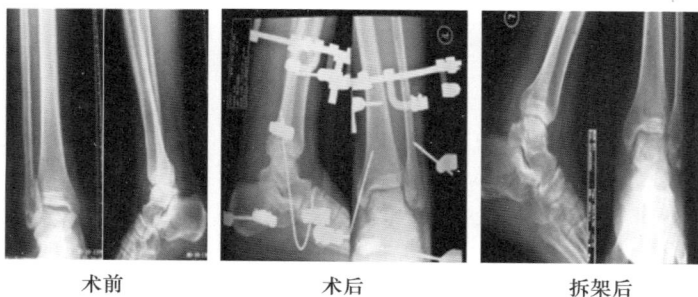

术前　　　　　　术后　　　　　　　拆架后

图3-38　Ⅰb型三踝骨折典型病例

位后脱位和外踝骨折，其次为内踝和后踝；如果以后脱位为主，则按照Ⅲ型的处理原则，先复位距骨后脱位兼顾复位外脱位和后踝骨折，其次为外踝和内踝。Ⅱ型三踝骨折典型病例见图3-39、图3-40。内外后踝顶针复位固定影像见图3-41。

5）距骨后脱位型（Ⅲ型）局部穿针固定。Ⅲ型三踝骨折经上述整体手法复位及外固定架整体安装固定后，应用局部复位法对后踝骨折进行手法复位，应用C型臂X线机透视骨折断端了解复位情况，选择后踝骨折内后侧和外后侧两个合适的穿针点，用两根直径3 mm的顶针，以连接杆上的锁针器为导

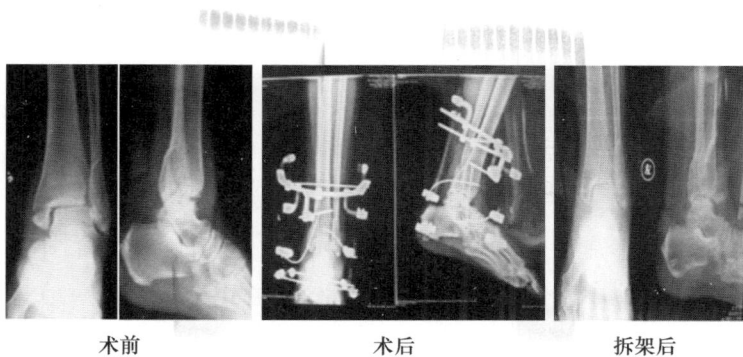

術前　　　　　　　　　　　　　術後　　　　　　　　　　　　拆架后

图 3 - 39　Ⅱa 型三踝骨折典型病例

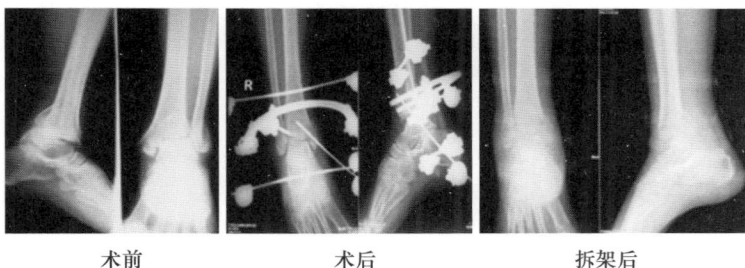

術前　　　　　　　　　　　　　術後　　　　　　　　　　　　拆架后

图 3 - 40　Ⅱb 型三踝骨折典型病例

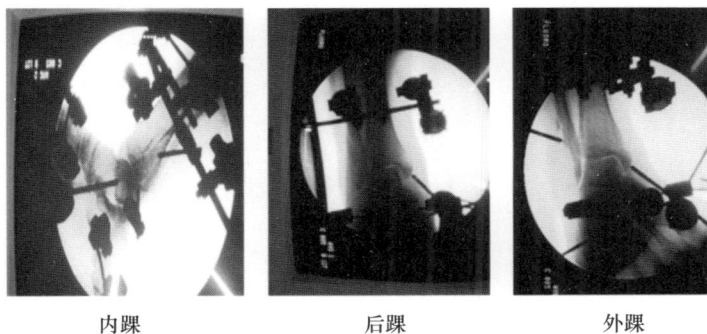

内踝　　　　　　　　　　　　后踝　　　　　　　　　　　　外踝

图 3 - 41　顶针复位固定影像

向器，自外后上向前内下和自内后上向前外下对后踝进行顶拨复位，将顶针安装于碳纤维连接杆上。对于后踝复位困难者可配合应用克氏针对后踝自后向前联合穿针复位固定。然后参考Ⅰ型的治疗方案，对外踝、内踝依次进行复位固定。Ⅲ型三踝骨折典型病例见图3-42。

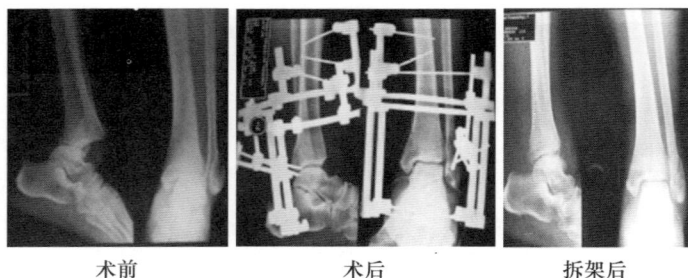

| 术前 | 术后 | 拆架后 |

图3-42　Ⅲb型三踝骨折典型病例

4. CO外固定架治疗三踝骨折的展望

外固定架技术对于治疗三踝骨折具有明显的优势，主要体现在其对骨折断端血运的保护和促进骨折愈合等方面，这种治疗技术根源于中国接骨学"动静结合，筋骨并重，内外兼治，医患合作"的治疗原则，注重筋对骨的束缚和保护作用。在长期的临床实践中，本团队提出了相应的分型方法和治疗思路，遵循"制器以正之，用辅手法之所不逮"的原理不断改进治疗手段，获得了令人满意的临床疗效。

外固定架治疗三踝骨折的不足之处在于复位多依靠医者手感，初学者难以掌握，并且复位时常存在放射暴露，对医者造成一定的不利影响。当前人工智能技术与骨科技术的结合，为解决这些问题提供了新的思路。基于人工智能的复位规划软件、复位机器人等设备逐渐吸引了研究者的注意，相信这些技术在不远的将来能够运用到 CO 外固定架治疗三踝骨折的手术中。

第四章　经典方剂

一、骨科协定方

1. 接骨一号方

处方：

桃仁 10 g	红花 6 g	当归 12 g
赤芍 12 g	川芎 12 g	防风 10 g
黄柏 10 g	枳壳 10 g	乳香 5 g
生地黄 12 g	草薢 12 g	生甘草 6 g

功效：活血消肿，行气止痛。

主治：骨折、脱位早期肿痛明显者。

用法：水煎内服。

方解：本方以桃红四物汤为底。方中桃仁活血化瘀为君药。红花、当归、赤芍、川芎助君药活血化瘀为臣药。其中红花活血通经、消肿止痛，当归补血活血止痛，赤芍清热凉血、消肿止痛，川芎祛风通络、行气止痛。佐以草薢、防风祛风胜湿，通痹止痛；生地黄、黄柏清热凉血，燥湿消肿，祛瘀不伤正；枳壳行气活血，气行则血行；乳香活血定痛，消肿生肌。生甘草调和诸药为使。

2. 接骨二号方

处方：

当归 12 g	赤芍 12 g	枳壳 10 g
川续断 12 g	骨碎补 12 g	炙甘草 6 g
生黄芪 15 g	熟地黄 15 g	山萸肉 12 g
山药 12 g	茯苓 12 g	泽泻 12 g
狗脊 10 g	煅自然铜 10 g（先煎）	

功效：补益肝肾，强筋壮骨。

主治：骨折、脱位中后期。

用法：水煎内服。

方解：本方以六味地黄丸为底。方中熟地黄填精益髓，滋补阴精，为君药。山萸肉补养肝肾，并能涩精；山药双补脾肾，既补肾固精，又补脾以助后天生化之源，二者同为臣药。佐以当归、赤芍补血活血，养阴柔肝；生黄芪、枳壳行气活血，气行则血行；泽泻、茯苓健脾渗湿，泄肾浊，并防熟地黄之滋腻；狗脊补益肝肾，强壮筋骨；骨碎补、川续断、煅自然铜补肾强骨，续伤止痛。炙甘草益气补中，缓急止痛，调和诸药，为佐使。

3. 活骨一号方

处方：

当归尾 10 g	桃仁 15 g	红花 10 g
血竭 5 g	泽泻 10 g	自然铜 10 g

皂角刺 10 g	枳壳 10 g	炮山甲（代）10 g
延胡索 15 g	茯苓 15 g	丹参 20 g
鸡血藤 15 g	生甘草 10 g	生牡蛎 20 g（先煎）

功效：活血化瘀，和营通络。

主治：股骨头缺血性坏死属气滞血瘀、经络闭阻者。

用法：水煎内服。

方解：本方以桃红四物汤为底。方中桃仁活血化瘀为君药。红花、血竭、当归尾、丹参、鸡血藤助君药活血化瘀为臣药。其中红花、血竭活血通经，消肿止痛；丹参、鸡血藤、当归尾活血补血。佐以延胡索、枳壳行气活血止痛，气行则血行；茯苓、泽泻利水渗湿，消肿止痛；皂角刺、炮山甲（代）消肿排脓，散瘀通络；自然铜散瘀止痛；生牡蛎软坚散结，散瘀消癥。生甘草调和诸药为使。

4. 活骨二号方

处方：

熟地黄 10 g	当归 15 g	川续断 15 g
枸杞子 10 g	川牛膝 10 g	三七粉 3 g（冲）
茯苓 10 g	丹参 20 g	枳壳 10 g
泽泻 10 g	白芍 15 g	骨碎补 15 g
自然铜 15 g	山萸肉 15 g	甘草 10 g
砂仁 10 g（后下）	生牡蛎 20 g（先煎）	

功效：补益肝肾，活血和营。

主治：股骨头缺血性坏死属肝肾不足、气滞血瘀者。

用法：水煎内服。

方解：本方以六味地黄丸为底。方中熟地黄填精益髓，滋补阴精为君药。山萸肉补养肝肾，并能涩精为臣药。佐以当归、白芍滋阴补血，养血柔肝；三七粉、丹参散瘀止血，消肿定痛；枳壳、砂仁行气活血，气行则血行；泽泻、茯苓健脾渗湿，泄肾浊，并防熟地黄之滋腻；枸杞子、川牛膝补益肝肾，强壮筋骨；骨碎补、川续断、自然铜补肾强骨，续伤止痛；生牡蛎潜阳补阴。甘草调和诸药为使。

5. 活骨三号方

处方：

熟地黄 15 g	当归 15 g	白芍 15 g
山萸肉 15 g	骨碎补 15 g	杜仲 15 g
党参 15 g	制附子 10 g（先煎）	首乌 10 g
鸡血藤 10 g	生牡蛎 20 g（先煎）	山药 15 g

功效：补益肝肾，益气养血。

主治：股骨头缺血性坏死属肝肾亏虚、气血不足者。

用法：水煎内服。

方解：本方以六味地黄丸为底。方中熟地黄填精益髓，滋补阴精；制附子入肾经，大补肾阳。二者同用阴阳并补，共为君药。山萸肉补养肝肾，并能涩精；山药双补脾肾，既补肾固精，又补脾以助后天生化之源，为臣药。佐以当归、白芍、鸡血藤滋阴补血，养血柔肝；党参气血双补；骨碎补、杜仲补益肝肾，强壮筋骨；首乌补肝肾，益精血，强筋骨；生牡蛎潜阳补阴。

6. 骨炎一号方

处方：

金银花 15 g	蒲公英 15 g	紫花地丁 15 g
黄芩 15 g	黄连 5 g	栀子 15 g
黄柏 15 g	野菊花 15 g	大青叶 15 g
牡丹皮 10 g	生地黄 15 g	生甘草 10 g

功效：清热解毒。

主治：急性化脓性骨髓炎。

用法：水煎内服。

方解：本方以黄连解毒汤为底。方中黄连既入上焦以清泻心火，又入中焦而泻中焦之火；黄芩清上焦之火；黄柏泻下焦之火；栀子清泻三焦之火，导热下行。诸药相伍，苦寒直折，三焦并清，共奏泻火解毒之效，为君药。金银花、蒲公英、紫花地丁、野菊花、大青叶助君药清热泻火，解毒消痈，为臣药。佐以牡丹皮、生地黄清热凉血，补血活血。生甘草调和诸药为使。

7. 骨炎二号方

处方：

熟地黄 20 g	泽泻 15 g	牡丹皮 10 g

玄参 15 g	金银花 15 g	野菊花 15 g
当归 15 g	白芷 10 g	炮山甲（代）10 g
白芍 10 g	肉桂 10 g	山萸肉 15 g
鹿角胶 10 g	生甘草 10 g	

功效：和营解毒，补益肝肾。

主治：慢性骨髓炎窦道形成、流脓不止。

用法：水煎内服。

方解：本方以六味地黄丸为底。方中重用熟地黄为君药，填精益髓，滋补阴精。臣以山萸肉补养肝肾，并能涩精；金银花、野菊花、玄参清热解毒，和营益阴。佐以泽泻泄浊，使阴精得补，并防熟地黄之滋腻；当归、白芍、牡丹皮滋阴补血，养血和营；白芷、炮山甲（代）活血消痈，消肿排脓；肉桂、鹿角胶温肾助阳，补益精血，温通血脉。生甘草调和诸药为使。

8. 腰突一号方

处方：

桃仁 15 g	红花 10 g	当归 15 g
川芎 10 g	大黄 10 g	赤芍 10 g
白芍 10 g	鸡血藤 15 g	川草薢 10 g
茯苓 15 g	苍术 10 g	细辛 3 g
香附 10 g	牛膝 10 g	威灵仙 10 g
生甘草 10 g		

功效：活血化瘀，利水消肿。

主治：腰椎间盘突出症急性期腰腿痛明显者。

用法：水煎内服。

方解：本方以桃红四物汤为底。方中大黄、桃仁活血化瘀为君药；红花、当归、赤芍、白芍、川芎助君药活血化瘀为臣药。佐以鸡血藤补血活血，通络止痛；川萆薢、威灵仙、苍术、细辛利湿祛浊，胜湿通络；牛膝祛风胜湿，强壮腰膝；茯苓利水消肿；香附疏肝理气，调经止痛。生甘草调和诸药为使。

9. 腰突二号方

处方：

熟地黄 15 g	杜仲 15 g	泽泻 10 g
茯苓 10 g	肉苁蓉 15 g	生黄芪 15 g
制附子 10 g（先煎）	独活 15 g	地龙 15 g
川续断 15 g	山萸肉 10 g	淮牛膝 15 g
伸筋草 10 g	炙甘草 10 g	当归 15 g

功效：补益肝肾，疏通经络。

主治：腰椎间盘突出症伴有下肢麻木不仁者。

用法：水煎内服。

方解：本方以六味地黄丸为底。方中熟地黄滋阴补血，益精填髓，补真阴之不足；山萸肉补养肝肾，并能涩精，与制附子相配温补肾阳，温经通络，二者合熟地黄配伍，阴阳并补，同为君药。杜仲、淮牛膝、川续断祛风湿，补肝肾，强筋骨，助精髓，为臣药。佐以当归、肉苁蓉滋阴补血，活血止痛；黄芪补气养血，行滞通痹；伸筋草、独活祛风散寒，舒筋活络；地龙性善走窜，通行经络；泽泻、茯苓泄肾浊，并防熟地黄之滋腻，为佐制药。炙甘草缓急止痛，调和诸药，为佐使。

10. 颈椎一号方

处方：

白芍 15 g	川芎 10 g	当归 15 g
桂枝 15 g	葛根 20 g	木瓜 15 g
威灵仙 15 g	姜黄 10 g	防风 10 g
延胡索 10 g	天麻 10 g	生甘草 10 g

功效：祛风通络，活血和营。

主治：神经根型颈椎病以麻木、疼痛为主者（经脉闭阻）。

用法：水煎内服。

方解：本方以桂枝加葛根汤为底。方中葛根轻扬升散为君药，具有发汗解表、解肌退热之功。桂枝辛温助阳，解肌发表，祛风通络，为臣药。佐以白芍、当归、川芎补血行气活血，益阴敛营，配伍桂枝营卫同治；延胡索、姜黄活血行气止痛，"能行血中气滞，气中血滞，专治一身上下诸痛"；威灵仙、防风祛风除湿，通络止痛；天麻化痰息风，长于解痉；木瓜味酸入肝，能舒筋活络，祛湿除痹。生甘草缓急止痛，调和诸药，为佐使。

11. 颈椎二号方

处方：

红花 10 g	当归 10 g	川芎 10 g
陈皮 10 g	石菖蒲 10 g	郁金 10 g
法半夏 10 g	枳壳 10 g	白术 15 g
桂枝 10 g	茯苓 15 g	胆南星 10 g
生甘草 10 g		

功效：化痰降逆，理气活血。

主治：交感型、椎动脉型颈椎病以眩晕、恶心为主者（痰瘀阻滞）。

用法：水煎内服。

方解：本方以二陈汤为底。方中法半夏辛温而燥，燥湿化痰，降逆止呕，散结消痞，为"治湿痰之主药"，故为君药。湿痰既成，阻滞气机，陈皮辛苦温燥，理气行滞，燥湿化痰，乃"治痰先治气，气顺则痰消"之意，为臣药。佐以胆南星、石菖蒲清热化湿、豁痰辟秽；白术、茯苓健脾渗湿，以治生痰之源；当归、红花、川芎活血祛瘀，行气止痛；枳壳、郁金行气化痰，使气顺痰消；桂枝温阳化气，助茯苓行水。生甘草调和诸药，为使药。

12. 颈椎三号方

处方：

熟地黄 15 g	山药 15 g	白芍 15 g
当归 10 g	丹参 15 g	鹿衔草 15 g
菟丝子 15 g	杜仲 15 g	白术 10 g
茯苓 15 g	泽泻 15 g	威灵仙 15 g
炙甘草 10 g	鹿角胶 10 g（烊化）	

功效：滋养肝肾，柔筋通络。

主治：脊髓型颈椎病（肝肾亏虚、虚风内动）。

用法：水煎内服。

方解：本方以六味地黄丸为底，方中熟地黄滋阴补血，益精填髓，补真阴之不足为君药。山药补脾益阴，滋肾固精；鹿角胶补益精血，温壮肾阳，配入补阴方中，而有"阳中求阴"之意，皆为臣药。佐以菟丝子、鹿衔草、杜仲补肝肾，强筋骨，助精髓；当归、白芍、丹参滋阴补血，活血止痛；泽泻、茯苓、白术泄肾浊，并防熟地黄之滋腻，为佐制药；威灵仙祛风湿，通经络。炙甘草缓急止痛，调和诸药，为佐使。

13. 膝骨关节炎一号方

处方：

葛根 20 g	薏苡仁 20 g	当归 10 g
枳壳 10 g	白芍 10 g	川牛膝 15 g
丹参 20 g	桂枝 5 g	泽泻 20 g

茯苓 20 g   黄芪 30 g   生甘草 10 g

生牡蛎 20 g（先煎）

功效：软坚散结，活血化瘀，利水消肿。

主治：膝骨关节炎急性期。

用法：水煎内服。

方解：方中黄芪补气养血，行滞通痹，利水消肿，补气以行血，补气以通痹，为君药。生牡蛎软坚散结；泽泻、茯苓、薏苡仁淡渗利湿，利水消肿；葛根通经活络，与丹参配伍活血化瘀止痛，共为臣药。佐以桂枝温阳利水消肿；枳壳行气消胀；当归、白芍滋阴补血活血；川牛膝活血化瘀，利尿通淋，助泽泻、茯苓消水肿，引水下行。生甘草调和诸药，为使药。

14. 膝骨关节炎二号方

处方：

熟地黄 20 g	女贞子 10 g	牛膝 30 g
黄芪 30 g	党参 30 g	茯苓 30 g
泽泻 30 g	三棱 10 g	莪术 10 g
山萸肉 10 g	赤芍 10 g	牡丹皮 10 g
桃仁 10 g	蒲公英 30 g	牡蛎 30 g
甘草 10 g	青皮 10 g	陈皮 10 g

功效：补益肝肾，养血活血。

主治：肝肾不足型膝骨关节炎。

用法：水煎内服。

方解：本方以六味地黄丸为底。方中熟地黄入肾经，滋阴补血，益精填髓；牛膝逐瘀通经，补肝肾，强筋骨，二者同为君药。女贞子滋补肝肾，又兼清虚热，补中有清；山萸肉补益肝肾，收涩固脱；牡蛎入肝肾经，潜阳补阴，收敛固涩，均为臣药。佐以党参、黄芪补中益气，青皮、陈皮疏肝理气，四者合用行气活血，使气行则血行；三棱、莪术破血逐瘀，行气止痛；赤芍、牡丹皮、桃仁活血散瘀，其中牡丹皮还可清泻相火，制山萸肉之温；蒲公英入肝经，清热解毒，利湿消肿；泽泻、茯苓淡渗利湿，泻肾浊。甘草益气补中，缓急止痛，调和诸药，为佐使。

15. 足外洗 1 号方

处方：

黄柏 15 g	黄连 10 g	生大黄 20 g
苦参 15 g	白鲜皮 15 g	野菊花 15 g
蒲公英 15 g	丁香 6 g	紫花地丁 15 g
青天葵 20 g		

功效：清热解毒，杀虫。

主治：脚气，足部感染。

用法：水煎外洗，足部手术术前浸泡。

方解：方中生大黄活血逐瘀，清热泻火解毒为君药。黄连、黄柏清热解毒，燥湿消肿，为臣药。佐以蒲公英、野菊花、紫花地丁、青天葵清热解毒，散瘀止痛；白鲜皮、苦参清热燥湿，祛风止痒杀虫；丁香温中降逆，散寒止痛，生大黄、黄连等药物苦寒，防丁香温燥伤正。

16. 足外洗 2 号方

处方：

花椒 12 g	川牛膝 15 g	红花 10 g
川芎 15 g	独活 15 g	羌活 15 g
路路通 15 g	伸筋草 15 g	海桐皮 25 g
桂枝 15 g	枳壳 10 g	防风 15 克
荆芥 15 g	透骨草 15 g	木通 20 g
萆薢 15 g		

功效：活血通络，利水消肿。

主治：外伤或术后肿胀，活动不利。

用法：水煎外洗，足部手术术后外洗。

方解：本方以海桐皮汤为底。方中重用海桐皮既能祛风燥湿，又能杀虫止痒，为君药。萆薢、伸筋草、透骨草、路路通祛风除湿，舒筋活血，散瘀消肿，解毒止痛，为臣药。佐以荆芥、防风祛风散寒，除湿解表；独活、羌活祛风湿，止痹痛，利关节；川牛膝补肝肾，强腰膝；红花、川芎活血化瘀，行气止痛；枳壳行气以活血，使气行则血行；花椒杀虫止痒止痛；木通清热利湿，通利关节；桂枝温阳利水消肿。

望京医镜｜踇外翻及筋骨病症临证精要

17. 骨科熏洗方

处方：

艾叶 10 g	红花 10 g	酒大黄 30 g
花椒 15 g	川芎 10 g	伸筋草 15 g
透骨草 15 g	海桐皮 15 g	赤芍 15 g
萆薢 15 g	泽泻 15 g	桂枝 15 g
木通 15 g		

功效：活血通络，利水消肿。

主治：外伤或风湿痹痛。

用法：水煎外洗。

方解：本方以海桐皮汤为底。方中重用酒大黄活血逐瘀，清热泻火解毒，为君药。萆薢、伸筋草、透骨草、海桐皮祛风除湿，舒筋活血，散瘀消肿，解毒止痛，为臣药。佐以红花、赤芍、川芎活血化瘀，行气止痛；花椒杀虫止痒止痛；木通清热利湿，通利关节；桂枝、泽泻温阳利水消肿；艾叶温经活血。

二、类风湿关节炎六方

1. 风寒湿闭方

处方：

麻黄 6 g	黄芪 15 g	桂枝 15 g
细辛 3 g	当归 15 g	秦艽 15 g

独活 15 克   白芍 10 g   白术 10 g

鸡血藤 15 g   蜈蚣 1 条   生甘草 10 g

制川乌 6 g（先煎）

主治：风寒湿闭型类风湿关节炎，症见关节肿痛、屈伸不利，遇寒加剧，畏寒怕冷，舌质淡，苔薄白，脉紧。

方解：本方以黄芪桂枝五物汤为底。方中黄芪甘温益气，补在表之卫气；桂枝辛温，散风寒而温经通痹，与黄芪配伍，益气温阳，和血通经，二者同为君药。麻黄与桂枝相须为用，助发汗散寒解表之力，为臣药。佐以制川乌祛风除湿，温经止痛；独活祛风湿，止痹痛；秦艽、蜈蚣搜风通络止痛；白术助黄芪补气健脾，与桂枝相配燥湿利水；当归、白芍、鸡血藤补血活血，通络止痛，与桂枝相配补虚散寒，温通血脉。细辛温经散寒，助桂枝驱散寒邪，温经止痛；生甘草缓急止痛，调和诸药，为佐使。

2. 风湿热郁方

处方：

知母 15 g   黄柏 15 g   忍冬藤 20 g

青风藤 30 g   牡丹皮 10 g   防己 15 g

桑枝 20 g   木瓜 15 g   丹参 15 g

络石藤 30 g   薏苡仁 15 g   甘草 10 g

生石膏 30 g（先煎）

主治：风湿热郁型类风湿关节炎，症见关节红肿热痛，晨僵，兼有发热、心烦口渴，舌质红，苔薄黄，脉滑数。

方解：本方以白虎汤合加减木防己汤为底，方中重用生石膏清热泻火为君药。防己苦寒降泄，祛风除湿止痛，黄柏与知母清热燥湿相须为用，三者均可助石膏清热泻火之力，共为臣药。佐以木瓜祛风止痛，利水消肿；络石藤、忍冬藤、青风藤、桑枝清热疏风，通络止痛；牡丹皮、丹参清热凉血，活血化瘀止痛；薏苡仁利水渗湿。甘草缓急止痛，调和诸药，为佐使。

3. 痰瘀互结方

处方：

姜黄 10 g	丹参 15 g	桂枝 15 g
威灵仙 15 g	胆南星 10 g	茯苓 15 g
僵蚕 10 g	细辛 3 g	土鳖虫 10 g
鸡血藤 15 g	豨莶草 15 g	白花蛇 1 条
蜈蚣 1 条	甘草 10 g	

主治：痰瘀互结型类风湿关节炎，症见关节漫肿、僵硬变形，疼痛固定、夜间加重，舌质紫暗，苔腻，脉濡细。

方解：本方以桂枝茯苓丸为底，方中土鳖虫破血逐瘀，消肿止痛；茯苓甘淡渗利，渗湿健脾；桂枝辛甘而温，温通血脉。苓桂相伍，一利一温，配合土鳖虫祛瘀之力，消痰祛瘀，三者共为君药。胆南星、僵蚕祛风止痛，化痰散结，为臣药。佐以丹参、鸡血藤活血通络止痛；白花蛇、蜈蚣、威灵仙搜风通络，消肿止痛；豨莶草祛风湿，通经络，利关节；姜黄行气活血，通络止痛，祛除关节经络之风寒湿邪。细辛温通经脉，散寒止痛；甘草缓急止痛，调和诸药，共为佐使。

4. 肾虚寒凝方

处方：

熟地黄 15 g	当归 15 g	山萸肉 10 g
巴戟天 10 g	桑寄生 15 g	蜂房 5 g
杜仲 15 g	怀牛膝 15 g	鸡血藤 15 g
鹿角片 10 g	狗脊 15 g	炙甘草 10 g

制附子 10 g（先煎）　　全蝎末 1.5 g（冲）

主治：肾虚寒凝型类风湿关节炎。症见关节肿痛，晨僵，形寒肢冷，腰背酸痛，喜热怕冷，舌质淡，苔白，脉沉紧。

方解：本方以右归丸为底。方中制附子温壮元阳、补命门之火，鹿角片补肾阳、益精血，二药相合，培补肾中元阳，为君药。熟地黄、山萸肉滋阴益肾，填精补髓，并养肝补脾，即所谓"善补阳者，必于阴中求阳，则阳得阴助，而生化无穷"。佐以杜仲、怀牛膝、巴戟天温补肝肾，强壮腰膝；当归、鸡血藤养血和血，助鹿角片补养精血，使精血互化；桑寄生、狗脊温壮肾阳，强筋骨，祛风湿；全蝎末、蜂房搜风通络，息风止痉，合用治风湿痹痛。炙甘草补脾益气，缓急止痛，为佐使。

5. 肝肾阴虚方

处方：

熟地黄 15 g	当归 10 g	牡丹皮 10 g
秦艽 15 g	鸡血藤 15 g	炮山甲（代）10 g
炙鳖甲 15 g	丹参 15 g	木瓜 15 g
桑寄生 15 g	乌梢蛇 10 g	蜈蚣 1 条
生甘草 10 g		

主治：肝肾阴虚型类风湿关节炎，症见关节肿胀畸形、灼热疼痛、屈伸不利，形瘦骨立，腰膝酸软，舌质红，苔少，脉细数。

方解：本方以六味地黄丸为底。方中熟地黄补益肝肾，填精益髓，补真阴之不足；秦艽祛风湿，舒经络，止痹痛，善于"祛一身之风"；炙鳖甲入肝肾经，既善滋阴退热除蒸，又善滋阴潜阳息风，与秦艽相配，滋肾潜阳，养阴补虚，三者为君药。桑寄生祛风湿，补肝肾，强筋骨；丹参性善通行，能活血化瘀，通经止痛，与桑寄生相配，治风湿痹痛；当归入肝经，助熟地黄养血和血以补虚。以上均为臣药。佐以鸡血藤、牡丹皮补血活血，通络止痛；乌梢蛇、蜈蚣祛风除湿，通经活络；木瓜味酸入肝，舒筋活络；炮山甲（代）性善走窜，通利经络，透达关节。生甘草调和诸药，为使药。

6. 气血亏虚方

处方：

黄芪 30 g	桂枝 15 g	当归 15 g
白芍 10 g	白术 10 g	太子参 15 g
熟地黄 15 g	炒薏苡仁 15 g	鸡血藤 15 g
鹿角霜 10 g	蜈蚣 1 条	蜂房 5 g
炙甘草 10 g	制川乌 6 g （先煎）	

主治：气血亏虚型类风湿关节炎，症见关节酸痛、僵硬变形、麻木不仁，面色淡白，心悸自汗，气短乏力，舌质淡，苔少，脉细弱。

方解：本方以黄芪桂枝五物汤为底。方中黄芪甘温益气，补在表之卫气；桂枝辛温，散风寒而温经通痹，与黄芪配伍，益气温阳，和血通经；熟地黄甘温质润，补阴益精以生血，"大补血虚不足"。三者共为君药。太子参益气固表，养阴生津，助黄芪之力，作病后调补之药；当归甘温，主入肝经，助熟地黄养血和血以补虚，均为臣药。佐以白芍、鸡血藤养血和营，濡养肌肤以通血痹，既助当归补益营血，又配桂枝以和阴阳；白术益气健脾，固表止汗，助黄芪、当归补益气血；炒薏苡仁利水消肿，渗湿除痹；鹿角霜温肾助阳，助白芍收敛止血；制川乌、蜈蚣、蜂房攻毒杀虫，祛风止痛，三药同治风湿痹痛。炙甘草补中益气，调和诸药，为佐使。

附录 对中医药事业发展的提案汇总

温建民教授于 2008—2017 年间担任第十一届与第十二届全国政协委员，共提出提案 121 份，其中医药相关提案 88 份，现将医药相关提案汇总如下。

2008 年全国政协第十一届一次会议提案

（1）关于实行强制医疗责任保险制度的提案。

（2）建立医警联动机制的提案。

（3）建立中医药博物馆的提案。

2009 年全国政协第十一届二次会议提案

（4）关于推动中西医结合工作的提案。

（5）关于提升中医"新农合"地位的提案。

（6）关于建立农村卫生人员生活福利保障体系的提案。

（7）关于完善我国"乡村执业医师资格"制度的提案。

2010 年全国政协第十一届三次会议提案

（8）发挥中医药在慢性非传染性疾病防治工作中的作用的提案。

（9）关于公安部要严厉打击"医闹"等不法行为的提案。

（10）关于设立全民健康体检日的提案。

（11）关于设置老年医疗机构编制和建立老年健康服务体

系的提案。

（12）关于设立中国国医节的提案。

（13）关于解决中西医结合医师执业难的提案。

（14）关于在中医药重点学科建设中重视中西医结合学科的提案。

（15）关于放宽艾绒、艾条生产条件的提案。

（16）关于推进骨关节病防治工作的提案。

（17）关于将中西医结合医学统一设为一级学科的提案。

2011 年全国政协第十一届四次会议提案

（18）关于建立和完善乡村医生保障机制的提案。

（19）关于建立和完善公立中医医院投入补偿机制的提案。

（20）关于推动中西医结合工作，促进我国医学创新的提案。

（21）关于在"十二五"设立专项加强县级中医医院建设的提案。

（22）关于进一步推广无创体检的提案。

（23）关于建立我国《农村合作医疗法》的提案。

（24）关于进一步改善医疗环境，加大"医闹"的整治力度的提案。

（25）关于设立中西医结合临床学科（骨科学方向）为国家中医药重点学科的提案。

（26）关于在精神卫生防治工作中发挥中医药作用的提案。

（27）关于将中医药事业发展纳入国家"十二五"规划及有关专项规划之中的提案。

2012 年全国政协第十一届五次会议提案

（28）关于加快调整中医药服务项目收费价格工作，建立中医医院长效补偿机制的提案。

（29）关于明确将县级中医医院列入"十二五"县级医院重点建设计划的提案。

（30）关于进一步完善我国公立医院改革的提案。

（31）关于建立我国医疗损害鉴定一元化机制的提案。

（32）关于加快我国中医药法立法进程的提案。

（33）关于加大对就业乙肝体检的医疗卫生机构和用人单位惩罚力度的提案。

（34）关于推动中西医结合工作，促进我国医学创新的提案。

（35）关于在全国进一步推广无创体检工作的提案。

（36）关于建立中国医药文化博物馆的提案。

2013 年全国政协第十二届一次会议提案

（37）关于尽快出台我国中医药法的提案。

（38）关于加强中西医结合人才建设工作的提案。

（39）关于建立医疗卫生从业人员强制性医疗责任保险制

度的提案。

（40）关于遏制药品浪费的提案。

（41）关于允许中医、中西医结合医师开展人工关节置换技术的提案。

（42）关于加强中药材（饮片）质量监管及中药市场价格调控的提案。

（43）关于将踇趾外翻诊疗费用纳入全国范围医保报销的提案。

（44）关于在中医、中西医结合医院建立人工关节置换培训基地的提案。

（45）关于加快中医医院护理队伍建设，促进中医护理事业可持续发展的提案。

2014 年全国政协第十二届二次会议提案

（46）关于把中医药事业纳入国家战略的提案。

（47）关于在秦岭建立国家中草药资源保护基地的提案。

（48）关于规范西医临床医师使用中成药的提案。

（49）关于加大对前足疾病科研投入的提案。

（50）关于加快卫生事业单位人事制度改革的提案。

（51）关于建立强制医疗责任保险制度的提案。

（52）关于推动中医药健康服务业发展的提案。

（53）关于严厉制止"医暴"，确保医务工作者人身安全的提案。

（54）关于在中医、中西医结合医院建立人工关节置换培训基地的提案。

2015 年全国政协第十二届三次会议提案

（55）关于妥善解决企业医疗机构退休人员待遇的提案。

（56）关于促进基层全科医生队伍建设的提案。

（57）关于促进我国卫生计生领域信息化发展的提案。

（58）关于提高医改过程中医务人员积极性的提案。

（59）关于改革医疗机构中药制剂管理制度的提案。

（60）关于加快推进中医药法制建设的提案。

（61）关于取消卫生部卫办医政发〔2012〕68 号、93 号，卫办医政函〔2012〕705 号文件禁止中医类医师开展人工关节置换技术的提案。

（62）关于提高西医医师中成药处方质量的提案。

（63）关于在医改中保留中药饮片价格加成的提案。

（64）关于中医药服务价格改革的提案。

2016 年全国政协第十二届四次会议提案

（65）关于建议"伤医者即入刑"的提案。

（66）关于设立医师节的提案。

（67）关于强化儿童用药研发与监管的提案。

（68）关于合理提高中医药服务项目价格的提案。

（69）关于加强基层医疗卫生机构建设，提高居民健康水平的提案。

（70）关于加速中医药国际化，提高中国软实力的提案。

（71）关于设立专项支持建设世界一流中医药大学和一流中医药学科的提案。

（72）关于启动中医"优才"资源，促进中医药传承创新的提案。

（73）关于设立中医药发展基金的提案。

（74）关于完善我国中医住院医师规范化培训制度的提案。

（75）关于暂缓将专科医师规范化培训引入中医领域的提案。

（76）关于将中医药师承教育经历纳入中医药专业技术职务晋升评审条件的提案。

（77）关于促进中西医结合工作的提案。

（78）以慢性病为突破口，建立分级诊疗制度的提案。

（79）关于建立政府办医院医务人员合理薪酬制度的提案。

2017 年全国政协第十二届五次会议提案

（80）关于将保健按摩师纳入职业资格目录清单的提案。

（81）关于设立中医药发展基金的提案。

（82）关于加快建立健全中医药管理体系的提案。

（83）关于建立国家级公益导医分诊平台的提案。

（84）关于建立乡村医生退休养老制度筑牢三级医疗卫生

望点醫镜——蹠外翻及筋骨病症临证精要

网网底的提案。

（85）关于健全完善中医药师承教育制度的提案。

（86）关于设立残疾儿童康复治疗期间监护人陪护假制度的提案。

（87）关于在《刑法分则》中增设"扰乱医疗秩序罪"的提案。

（88）关于完善补偿机制鼓励中医药服务使用和提供政策的提案。

在这 88 份提案中，具有代表性的提案如下。

1. 关于建立中国医药文化博物馆的提案

我国有 56 个民族，各民族在长期与疾病做斗争的过程中，积累了丰富的经验，构建了独特的理论体系。它们是植根于各民族传统文化土壤上的医学，包含着很深的民族传统文化底蕴，主要有中医、蒙医、藏医、壮医、维吾尔医、朝医和回医等，而其中中医药有着悠久的历史和丰富的文化积淀，为中华民族的繁衍与壮大做出卓越贡献。数千年来保留和积累了众多的中医药文物，其中包括各种中医药古籍，医疗、手术和制药器具，药材标本，以及众多散在全国各地的珍贵文物，它们反映了中医药发展的进程和丰富内涵，是中医药历史的凝炼。同时，在少数民族具有一定影响力的蒙、藏、壮、维、回和朝鲜族医药文化也是中华民族传统医学不可忽视的组成部分，也应该给予充分的重视。

中国医药文化有如此悠久历史和文化底蕴，目前，却没有一个正式的博物馆来承载，这与我们传统医学大国的身份极不相称，中国医药文化的文物仅仅是在一些历史博物馆和中医院校出现。许多珍贵的历史资料和实物散落民间甚至国外，有的由于没能得到很好的保存而遭到破坏，失去文物的价值，造成无法挽回的损失。因此，建立正规的国家级中国医药文化博物馆迫在眉睫。

建议：

建立一座以中医为主，并包括其他民族医学文化内容的中国医药文化博物馆。

2. 关于进一步推动中西医结合工作的提案

提案背景：

中西医结合是在我国既有中医、又有西医的特定条件下，两种医学在共同的医疗实践中相互交叉、相互渗透、相互融合而产生的。中西医结合积极吸收和运用中医和西医的理论、技术和方法，促进两种医学的优势互补及有机结合，从而达到揭示治疗机制、提高临床疗效的目的。

经过半个世纪的不懈努力，我国的中西医结合工作在科研、医疗、教育等方面都取得了显著成绩。据统计，2007 年底我国已有中西医结合医院 245 所，中西医结合诊所及门诊部8000 多个，中西医结合执业医师 6 万余名；建立了一批中西医结合研究院、所，涌现出一批在国内外较有影响的科研成果，如"血瘀证与活血化瘀研究"获国家科学技术进步奖一等奖。中药砒霜（三氧化二砷）治疗急性早幼粒细胞白血病，中西医结合治疗急腹症、骨折、踇外翻、心脑血管病、肾病，针刺镇痛原理的研究等方面也都取得了令人瞩目的成果，在国内外产生了重大影响。全国 60 多所医学院校开展中西医结合专业学历教育，已基本形成了本科、硕士、博士、博士后流动站等比较完整的中西医结合人才培养体系。

存在的问题：

中西医结合工作虽然取得了长足的进展，但也存在影响事业发展的诸多困难。主要有贯彻落实政策力度不够；缺乏中西医结合长期发展规划；中西医结合后继乏人；中西医结合执业医师执业范围不清；中西医结合科研、医疗机构亟待建设等问题。

建议：

中西医结合是我国医学科学发展的独特优势，是继承发展我国传统医学的重要途径。为了更好地推动中西医结合工作不断发展，提出以下建议。

（1）政府要提高对中西医结合工作的认识，加强领导。国家、地方各级卫生管理部门要设立中西医结合管理机构，加强中西医结合政策研究，组织制定中西医结合发展规划。

（2）加强中西医结合人才培养，除了办好医学院校中西医结合学历教育外，要有计划、有组织地开展西医学习中医的系统培训工作，并制定适当的支持和鼓励政策，在职称晋升、待遇等方面应有相关的政策保障。

（3）明确中西医结合执业医师的执业范围。对1996年前已从事中西医结合临床工作的人员认定中西医结合执业医师资格，对经过系统学习中医学和西医学的知识、技能和方法，并通过中西医结合执业医师资格考试的中西医结合执业医师，应允许其在中医和西医各临床科室开展医疗工作。

（4）加大对中西医结合的投入，支持中西医结合医疗和科研机构的建设，为促进中西医结合发展创造必要的条件和环境。

3. 关于设立中国国医节的建议

要提升中医学在世界的地位，首先应该提升中医药学在中国的地位。"中国国医节"的设立，有利于凝聚两岸及全球中国中医药界的向心力，有利于促进中国中医药业的产业化、工业化和科学化，更有利于促进中国传统医药的国际化。

建议将每年的3月17日定为"中国国医节"。理由是：1929年2月，当时的国民党政府卫生机构的主管余云岫，在一次卫生工作会议上提出取消旧医药（那时中医中药被称为旧医药），全盘否定中医中药。这就是当时臭名昭著的"废止中医案"，在医学界引起非常大的震动，大批中医药人士纷纷抗议游说。在同年3月17日，全国17个省市、200多个团体、300名代表云集上海，召开大会，高呼"反对废除中医""中国医药万岁"等口号，并组织代表上南京请愿，通过各种方式表达了民心民声，国民党政府不得不撤除"取消旧医药"的决定。为了纪念这次抗争的胜利，并希望中医中药能在中国乃至全世界弘扬光大，造福人类，建议将每年的 3 月 17 日定为"中国国医节"。

4. 关于将中医药事业发展纳入国家 "十二五"规划及有关专项规划之中的提案

中医药事业是我国卫生事业的重要组成部分，在保护人民健康中发挥着不可替代的作用；中医药学是我国优秀的传统文化，展现着博大精深的中华民族科学、文化精髓；中医药产业已经成为我国具有较强发展优势和广阔市场前景的战略性产业。

但是，中医药事业发展还面临许多新情况、新问题。中医药特色优势尚未充分发挥，在防治重大、疑难、传染性疾病等方面的科技攻关成效还不显著，在预防、养生、保健、康复领域的发展还不能满足人民群众健康服务的新需求。继承不足、创新不够的问题还依然存在，一些特色诊疗技术、方法濒临失传，一些重大理论和关键技术尚未取得突破性进展。中医药文化传承弱化的局面还没有得到根本扭转，社会对中医药的普遍理解与认同还需提高。中医中药发展缺乏统筹规划，中医与中药发展不协调。中医药人才队伍还不能满足医疗事业发展的需要，高层次中医药人才不足，基层中医药人员严重短缺。中医药基础差、底子薄的现状仍没有得到根本改善，城乡之间、区域之间中医药发展不平衡，中西部地区和广大农村基层中医药工作基础还很薄弱。中医药管理体制尚不健全，与中医药事业发展的要求还不相适应。

为进一步扶持和促进中医药事业发展，更好地为人民健康服务，建议：

（1）国家在编制实施"十二五"总体规划纲要中，应坚持中西医并重的卫生工作方针，尽可能将中医药内容纳入其中，并确定支持实施几个中医药重大项目，主要包括：继续加强国家中医临床研究基地建设，开展重点县中医院建设和国家中医药博物馆建设，组织实施重大疾病中医药防治与研究专项。

（2）在编制实施其他有关重大专项规划中，主要是教育、文化、产业、高新技术等方面，将中医药建设与发展内容纳入，并在重大项目中对中医药切实予以照顾和支持。

5. 关于加快我国中医药法立法进程的提案

当前，我国中医药立法工作明显滞后，目前，世界上有54个国家制定了传统医学相关法案，92个国家颁布了草药相关法案，对传统医药单独立法管理，保护本国传统医学的发展。一些发达国家如澳大利亚、加拿大，通过立法承认中医药的法律地位并进行规范管理。我们要从国家利益和战略高度来考虑中医药立法问题，近些年来，一些国家凭借其雄厚的经济实力和先进的技术手段，对中医药进行研发并为己所用，以占据中医药技术制高点，争夺中医药知识产权和主导权。我国周边的一些国家，力图通过立法、制定标准等手段，将中医药的理论知识和诊疗技术方法据为己有，面对国际社会对中医药的"倒逼"态势，为保持我国中医药在世界传统医药中的领先地位，加快中医药立法已迫在眉睫。

1982 年我国宪法规定："国家发展医疗卫生事业，发展现代医药和我国传统医药"；2008 年，十一届全国人大常委会将中医药法列入了本届人大立法规划。据了解，中医药法（草案送审稿）已报送国务院。并在征求有关单位和专家的意见。

建议：

（1）国务院要将中医药法作为立法计划的主要项目，加快工作进程，及早上报全国人大常委会讨论。

（2）全国人大常委会要进一步加强对中医药法立法起草工作的指导和督促，及早发布实施，以保护、扶持、促进和规范中医药事业的发展。

6. 关于将踇趾外翻诊疗费用纳入全国范围医保报销的提案

踇外翻是骨科常见病、多发病，其成因与遗传、风湿病、穿鞋习惯及外伤等因素有关。该病主要表现为踇趾外翻、踇囊发炎疼痛。如畸形时间过长，造成生物力学改变可引起关节炎，并产生足底疼痛和胼胝体（即脚垫）、足趾畸形（锤状趾），严重者可引起足部溃疡、糜烂。其为患者的身心带来的痛苦和对生活、工作、学习造成的影响至为深重。国内外骨科界一致认为"踇外翻"是一种常见的骨科疾病，不属于美容范畴。教科书与骨科经典著作中总结了该病的 200 多种治疗方法（包括大切口、小切口、微创与中西医结合），可以说全世界的骨科专家们对此病的研究投入了大量的精力。

踇外翻的手术费用并不算高，但对于部分患者而言却无法承担，特别是低收入人群。目前踇外翻患者看不起病的原因主要在于踇外翻并未能成为全国医保常规报销疾病，有些省市也仅是以单病种形式进行报销。这种做法并不合理，也没有科学的依据，其理由如下。①任何一部骨科或足外科专著中均将踇外翻列为一种骨科疾病，这在学术届也已经达成共识，即踇外翻是一种常见病、多发病，涉及众多老百姓的切身利益和身心健康。特别是老年人，退休后收入减少，病痛加重，自费治疗"踇外翻"病存在一定困难，只好放弃治疗，饱尝病痛的煎熬。这样不符合"十八大"提出的建成小康社会的目标精神。②我国政府早就将踇外翻的治疗列为研究课题，在我国广大医务科研人员的努力下，该研究成果已获得 2002 年国家科学技术进步奖二等奖。此项目于 2003 年被国家中医药管理局列为中西医结合科技成果重点推广项目。这说明从中央政府到医疗管理部门均很重视该病的防治工作。

建议：

（1）请人力资源和社会劳动保障部发文将踇外翻纳入各省市基本医疗保险基金支付范围，缓解患者因费用不能报销所带来的经济负担。同时加强医疗体系监督，正确高效地使用医保基金。

（2）开展踇外翻科普教育，正确引导社会认识该病，加强医生专业化、规范化培训，扩大专业医生队伍。

7. 关于把中医药事业纳入国家战略的提案

近年来，在中央高度重视下，中医药事业得到了长足发展，初步形成了中医药在医疗、保健、教育、科研、产业、文化、对外交流与合作全面发展的新格局。中医药在深化医疗改革、维护人民健康、改善民生中的作用越来越重要；中医药在服务经济社会、转变经济发展方式、推动经济发展中的作用越来越凸显；中医药在保障节能环保、保护优良环境、推进生态文明建设中的作用越来越明确；在建设优秀文化传承体系、增强中华文化国际影响力中的作用越来越显著。因此，在当前的国内外形势下，将中医药发展纳入国家战略具有重要意义。

中医药已经完全具备了上升为国家战略的条件和基础，即具有战略意义和新兴产业特征、科技创新体系、一定的发展基础等。中医药走向世界，绝不仅仅是中医行业自己的事，它应该是一个国家行为，是一个整体工程。所以，只有把中医药发展提升到国家战略层面，举国之力，才能完成全球化大医的梦想，才能让有限的国家资源产生最大化的中医药国际效应，也才能确立和保持中国在世界中医中的绝对领导地位，才能够抓住以中医为本的健康产业主导全球经济的新格局而实现国家利益。

建议：

（1）请全国人大加快中医药和民族医药法立法进程，使该法早日得以实施，为中医药事业纳入国家发展战略提供法律保证。

（2）请国务院成立国家中医药工作领导小组，并由国务院总理任组长，将中医药发展纳入国家战略，确立中医药在国家战略中的重要地位，编制实施国家中医药中长期发展规划，提出国家发展中医药的战略方针、战略目标、战略任务、战略步骤以及战略措施。

（3）健全中医药组织管理体系，请中央机构编制委员会办公室配齐从中央到省、市、县各个层级的中医药管理机构和人员，解决中医药政策在基层无人落实的问题。改革中医药教育培养制度，鼓励民间中医师发展，夯实基层队伍。

（4）加快主导中医药国际标准制定的工程的建设，为中医药知识产权保护和形成国际核心竞争力奠定基础。

（5）将中药资源纳入国家战略资源管理范畴，保护中药资源。制定针对中药资源出口的"红皮书"，出台管制中药目录，采用合理的技术措施保护国内中药资源；建立常态化的中药资源普查机制；开展全国中药资源普查及相关科技成果的转化、应用和推广。

（6）掌握中医药对外交流主动权，提高中医商业化水平。建立我国主导的国际中医药认证认可体系，以及国际传统医药注册协调体系。实现"以我为主"，推动中药国际化进程，加强中医药多边组织的平台和机制建设。

8. 关于取消卫生部卫办医政发〔2012〕68号、93号，卫办医政函〔2012〕705号文件禁止中医类医师开展人工关节置换技术的提案

中国正逐步迈向老龄化，老年疾病尤其是关节疾病成为困扰老年人正常生活的主要疾患，关节炎及相关疾病已成为老年骨科主要疾病之一。关节置换技术作为一种成熟外科治疗方案已在临床运用几十年，我国的中医院及中西医结合医院在此领域的发展和西医院是同步的，他们结合中医药在康复及术后调理的优势，取得了良好的临床疗效，有的中医院开展关节置换病例数接近甚至超过西医院水平，缓解了患者就医难的问题。

目前，我国三级甲等中医医院和中西医结合医院的中医师完全有能力完成该项技术，并形成具有中国特色的关节置换诊疗方案，一旦国家禁止中医及中西医结合医师从事相关技术，不仅会打击医师的积极性，更会加重目前严重的医疗资源紧缺状况。

建议:

请国家卫生计生委(现为卫生健康委)取消卫生部发布的卫办医政发〔2012〕68号《人工髋关节置换技术的通知》、卫办医政发〔2012〕93号《人工膝关节置换技术的通知》、卫办医政函〔2012〕705号《补充通知》禁止中医类执业医师进行关节置换技术的相关规定,允许他们和西医医师一样在同等条件下获得关节置换技术资质。

9. 关于合理提高中医药服务项目价格的提案

我国的医疗服务收费目前仍主要采用项目收费制。医疗服务项目是医疗机构向患者提供服务的具体内容,由国家发展改革委、卫生计生委和国家中医药管理局制定。而各项目的收费标准则由省级价格管理部门制定。中医医疗服务项目包括针刺与灸法、中医推拿、中医骨伤、中医肛肠、中医外治等类别,主要是治疗性服务项目,且很少借助仪器设备,集中体现了医务人员的技术劳务价值。

长期以来,中医诊疗项目太少、技术劳务价格太低,已成为制约中医事业进一步发展的瓶颈。随着物价和人力成本等不断上升,中医收费价格却几十年维持原有标准,无法合理体现中医的技术价值和中医师的劳动。所得与付出严重倒挂,抑制了中医医务人员的积极性,造成人才大量流失,中医技术失传,有的中医弃中从西。由于收益不佳甚至亏损,中医医疗机构不断萎缩,不少综合性医院的中医科室关门、合并,严重影响了中医药的发展。

建议：

（1）尽快调整中医医疗服务项目的数量和价格。请国务院督促没有进行中医医疗服务项目价格改革的省市要有明确的改革办法和时间规定，应尽快启动提高中医医疗服务项目价格工作。对部分属于保健养生性质的中医项目，建议放开价格，由相应的医疗机构自行定价。

（2）建立价格动态监测和评估机制。通过建立中医医疗服务价格项目监测平台，实时监控公立中医医疗机构的中医医疗服务项目使用、收费、医保支付等情况，了解价格改革过程中的中医项目变化情况，及时发现问题，为价格改革提供数据支撑。逐步将经济发展水平、患者承受能力、医院收入结构、项目实际成本、项目使用情况和医疗技术发展变化等多方面因素纳入价格评估范围，推动中医医疗服务价格管理的精细化，实现价格管理和行业发展的良性循环。

（3）建立中医医疗服务项目价格动态调整机制。根据中医医疗服务项目的监测和评估结果，参考同经济类型地区的中医项目收费标准，结合医疗机构的等级、医务人员职称、项目使用情况变化等因素，就定价方式、定价时间、定价依据等问题建立连续、科学、灵活的价格动态调整机制，保证中医医疗服务价格在动态中相对稳定，充分发挥中医特色优势，促进中医医疗服务水平不断提升，满足居民日益增长的多样化中医医疗需求。

同时建议综合考虑各地区居民消费价格指数（CPI）、社会平均工资、中医服务项目的实际成本等变化趋势，并参考同类型经济地区中医项目收费标准，合理制定中医医疗服务价格的增长机制。

（4）建立联合定价机制。中医价格改革要本着既不增加患者负担、又能调动医务人员积极性的原则，应建立发展改革委、卫生计生委、中医管理局、财政局、医保局联合定价机制，形成定价机制、医保支付机制、财政补偿机制、医院绩效考核机制、鼓励中医药特色优势发挥机制等机制联动，确保中医医疗服务价格改革积极、稳步地推进。

10. 关于设立专项支持建设世界一流中医药大学和一流中医药学科的提案

2015 年 8 月 18 日中央全面深化改革领导小组第十五次会议审议通过了《统筹推进世界一流大学和一流学科建设总体方案》，进一步明确了党和国家建设世界一流大学的指导方针和具体目标，为推进世界一流大学建设提出了新的更高的要求。

中医药高等教育走过了近 60 年的发展历程，习总书记指出中医药事业恰逢天时、地利、人和，要求继承好、发展好、利用好中医药事业，中医药事业的春天已经到来。将建设世界一流中医药大学和一流中医药学科纳入国家"统筹推进世界一流大学和一流学科建设"总体规划，加大对中医药大学和中医药学科建设的政策和经费支持，有利于中医药创新人才培养、一流学科建设、创新管理体制、协同发展、促进中医药国际化进程，并将在支撑国家创新驱动发展战略、服务经济社会发展、弘扬中华优秀传统文化、培育和践行社会主义核心价值观、促进中医药高等教育内涵发展等方面发挥重大作用。中医药大学和中医药学科在世界传统医药领域处于领先地位，集中资源、率先突破，将其建设成为世界一流大学和一流学科势不可当。

建议：

（1）建议财政部、教育部将建设世界一流中医药大学和一流中医药学科纳入国家"统筹推进世界一流大学和一流学科建设"总体规划，设立专项经费，支持世界一流中医药大学和中医药学科建设。

（2）依托世界一流中医药大学和中医药学科建设专项，突出特色优势，加强中医药与现代科学技术的结合，建立一批中医药协同创新基地，将其打造成国际中医药领域首屈一指的一流的科研和人才培养平台，推动中医药国际化进程，拉动中医药产业快速发展，坚持中医药的原创思维，坚持以临床实践为基础，积极利用现代科学技术，进一步提升中医药为社会发展和经济建设服务的能力。

11. 关于健全完善中医药师承教育制度的提案

中医学的发展历史证明，自中医药学诞生伊始直至今天，父传子受、师授徒承、代代相传的师承教育在中医药发展进程中发挥了不可替代的作用，是中医药学术传承的重要形式，也是形成流派的重要因素。

虽然近年来中医药师承教育有了一定的进展，但就目前发展情况看，形势还是比较严峻，存在一些亟待解决的问题。师承教育虽然得到普遍认可，亦写入法规和文件，但仍然处于辅助补充地位和探索试点阶段。更为严峻的现实问题在于，一方面是名老中医药专家大多年事已高，精力有限，对他们的学术思想的继承迫在眉睫，另一方面，师承教育作为继续教育的一种形式，其学习结果普遍没能与相关的学位授予挂钩，从职称晋升角度来说，一个医生跟师学习几年，还不如去念个在职学位更实用，而更多师承的学生仅是走过场、"镀镀金"，在发展战略上还没有形成长效机制。很多医院即使名义上同意在职医生参加师承的学习，然而作为医院和科室的管理者，让医生为单位创收始终是他们最为关心的，故附加条件过多，比如值班手术等不能因师承而受影响，甚至通过惩罚的手段加以限制；此外，限制医院之间进行师承流动，也是一个严重的问题，这或许是出于技术的保密，或许是担心本单位员工跳槽，或外单位人员出现医疗事故，师承期间的待遇发放等诸多现实因素往往令师承人员疲于奔命，最终流于形式，影响积极性和持久性，师承效果就可想而知了。最终表现为师承教育项目看似得到很好实施，但其本质仍然是处于工作项目层面和政绩层面。

建议：

（1）国家和地方财政要加大资金投入力度，为开展中医药师承教育人才培养专项提供经费支持。

（2）建立中医药师承教育培养体系，将师承教育全面融入院校教育、毕业后的住院医师规范化培训教育和授予学位的研究生阶段教育。继续开展全国老中医药专家学术经验继承工作、名老中医药专家传承工作室建设等中医药师承教育项目。

（3）鼓励医疗机构发展师承教育，建立传统中医师管理制度，加强名老中医药专家传承工作室建设，吸引、鼓励名老中医药专家和长期服务基层的中医药专家通过师承模式培养多层次的中医药骨干人才。